健康ライブラリー　イラスト版

全身を激しい痛みが襲う 線維筋痛症がよくわかる本

東京八重洲クリニック
東京医科大学兼任教授　岡　寛
NPO法人　線維筋痛症友の会
監修

講談社

まえがき

みなさんのまわりに、もう何ヵ月間も「首が痛い」「肩が痛い」「腰が痛い」と悩んでいる人はいませんか？　痛みが最大の状態を一〇、痛みなしの状態を〇として、五以上の痛みが三ヵ月以上続いている状態を慢性疼痛《とうつう》といいます。二〇一〇年にムンディファーマ株式会社がおこなった「痛み」に関する大規模調査では、日本人の二〇歳以上の男女で慢性疼痛に該当する人は、なんと全体の二二・五％。さらに驚くべきことに、そのうち七割の人が疼痛を適正に緩和されていませんでした。「痛みは我慢するのが美徳」という日本特有の文化のため、現在も多くの方が慢性疼痛に苦しんでいるのです。

線維筋痛症はこの慢性疼痛が全身に拡大した疾患です。原因がわからず根本的な治療法もない難病というイメージをおもちの方もいらっしゃるでしょう。しかし、線維筋痛症の痛みを軽くする方法は必ずあります。適切に対処していけば、日常生活に支障がない程度にまで回復させることは十分に可能です。

一方で、残念ながら、線維筋痛症の患者さんがおかれている状況は、今なお厳しいという現実もあります。正しい診断を受け、適切な治療を受けているのは、推定二〇〇万人といわれる日本の線維筋痛症患者のごく一部。医師の間でさえ、この病気が十分に認知されているとはいいがたい状況があるからです。

「怠けている」「ヒステリーだ」などという無理解から発せられる言葉や態度ほど、患者さんを追い詰めるものはありません。仕事でも家庭でも中心的な活躍が期待される年代で発症しやすいだけに、社会的にも大きな損失です。

だからこそ、患者さんご自身だけでなく、痛みに苦しむ人が身近にいる方はどなたも、この病気について、しっかり勉強していくことが必要です。本書は、線維筋痛症友の会とも協力しながらつくりあげた線維筋痛症の入門書です。入門書とはいえ、最新の知見を満載しています。本書が痛みと対峙している皆様のお役に立てば望外の喜びです。

東京八重洲クリニック
東京医科大学兼任教授
岡　寛

全身を激しい痛みが襲う
線維筋痛症がよくわかる本

もくじ

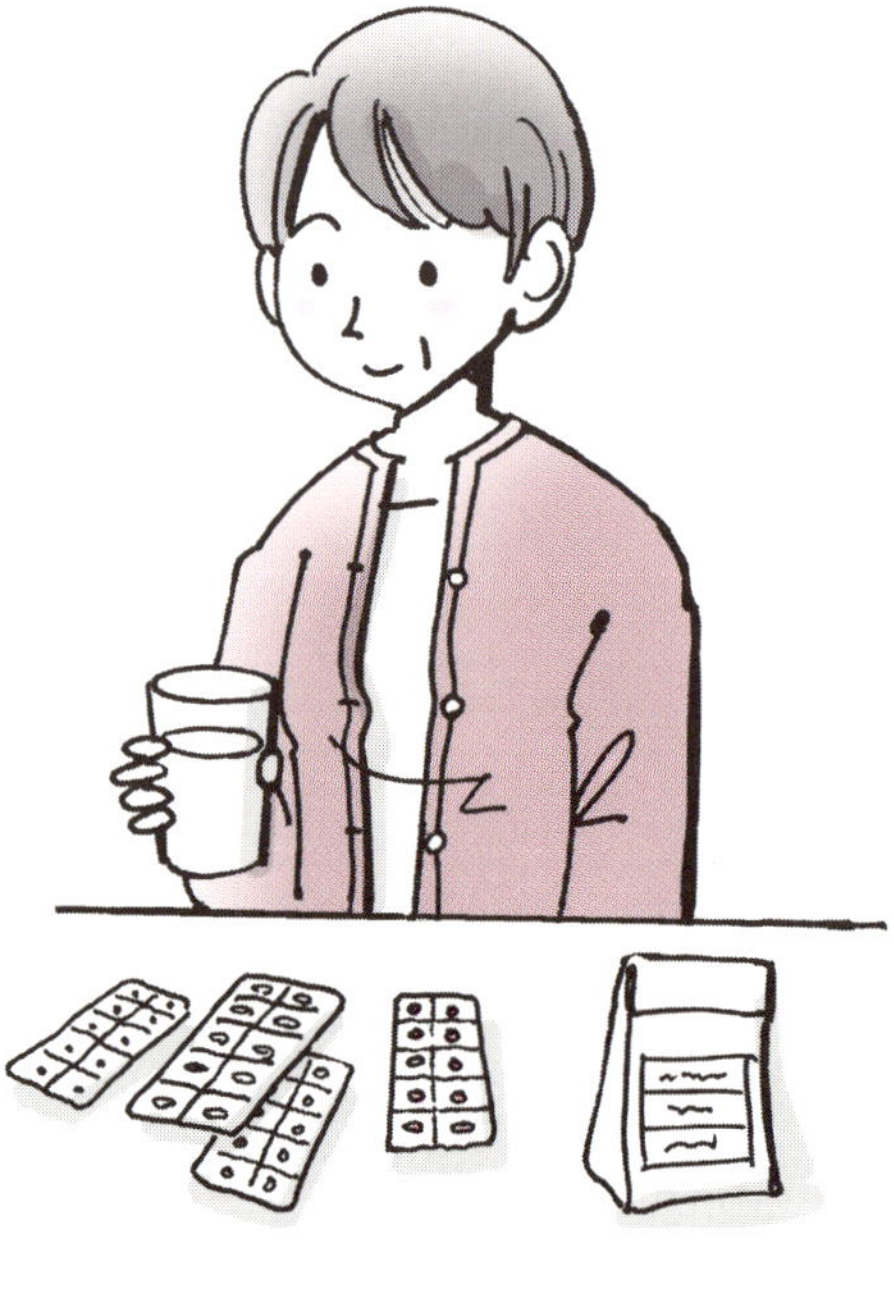

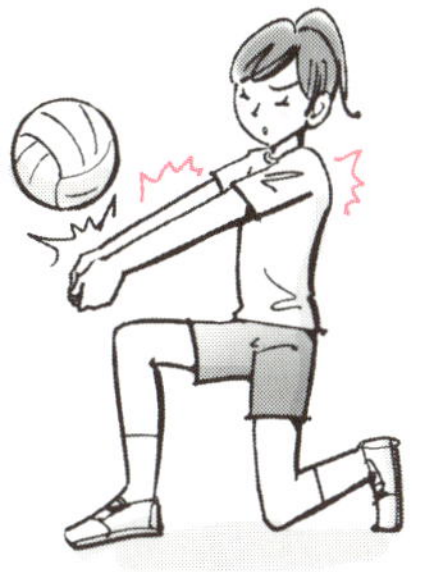

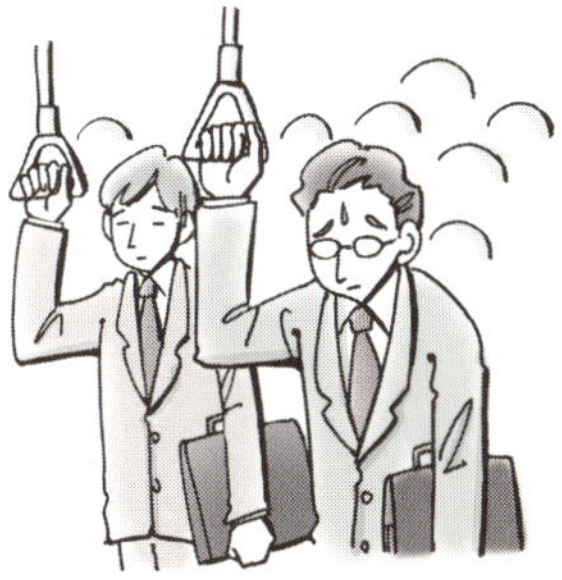

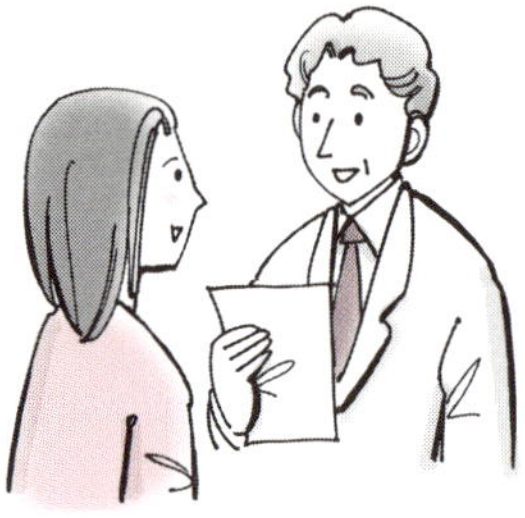

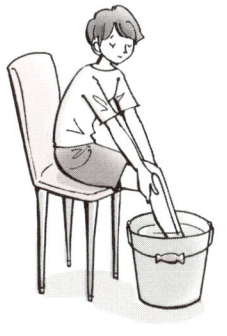

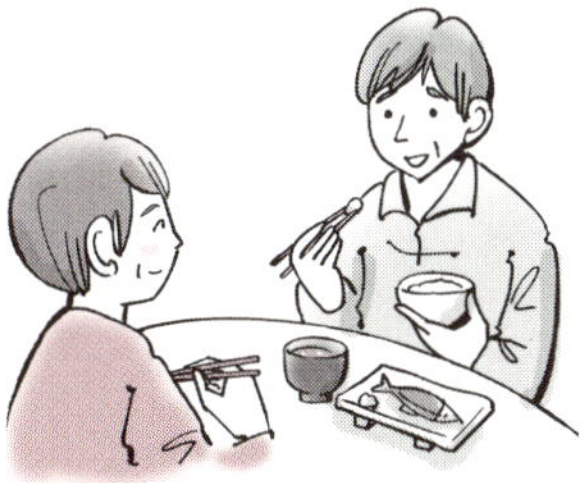

チェック!

原因不明の長引く痛みや疲労感に悩まされていませんか？

「全身のあちこちが痛くて動けない」「体がだるくてつらい」――原因がはっきりしない不快症状に悩まされている人、身近な人のそうした訴えに困惑している人は要チェック。慢性的な痛みや疲労感は「線維筋痛症」のサインかもしれません。

▼線維筋痛症スクリーニング質問票（LFESSQ 日本語試案）

過去３ヵ月間をふり返り、当てはまる答えをチェックしていきましょう。

痛みについての質問

①筋肉、骨、または関節に、１週間以上続いた痛みがありましたか？

□はい　□いいえ

②肩、腕、または手に痛みがありましたか？

□はい　□いいえ

↓「はい」と答えた人はチェック

その痛みは、右、左、または左右両方にありましたか？

□右　□左（左右両方の場合は、両方ともチェックしておく）

③脚（太ももから下）、または足首から先に、痛みがありましたか？

□はい　□いいえ

↓「はい」と答えた人はチェック

その痛みは、右、左、または左右両方にありましたか？

□右　□左（左右両方の場合は、両方ともチェックしておく）

④首、胸、または背中や腰に、痛みがありましたか？

□はい　□いいえ

A　①～④の回答がすべて「はい」で、なおかつ下記に当てはまりますか？

- ②は少なくとも「右」、③は少なくとも「左」にチェックがついている
- ②は少なくとも「左」、③は少なくとも「右」にチェックがついている

□はい　□いいえ

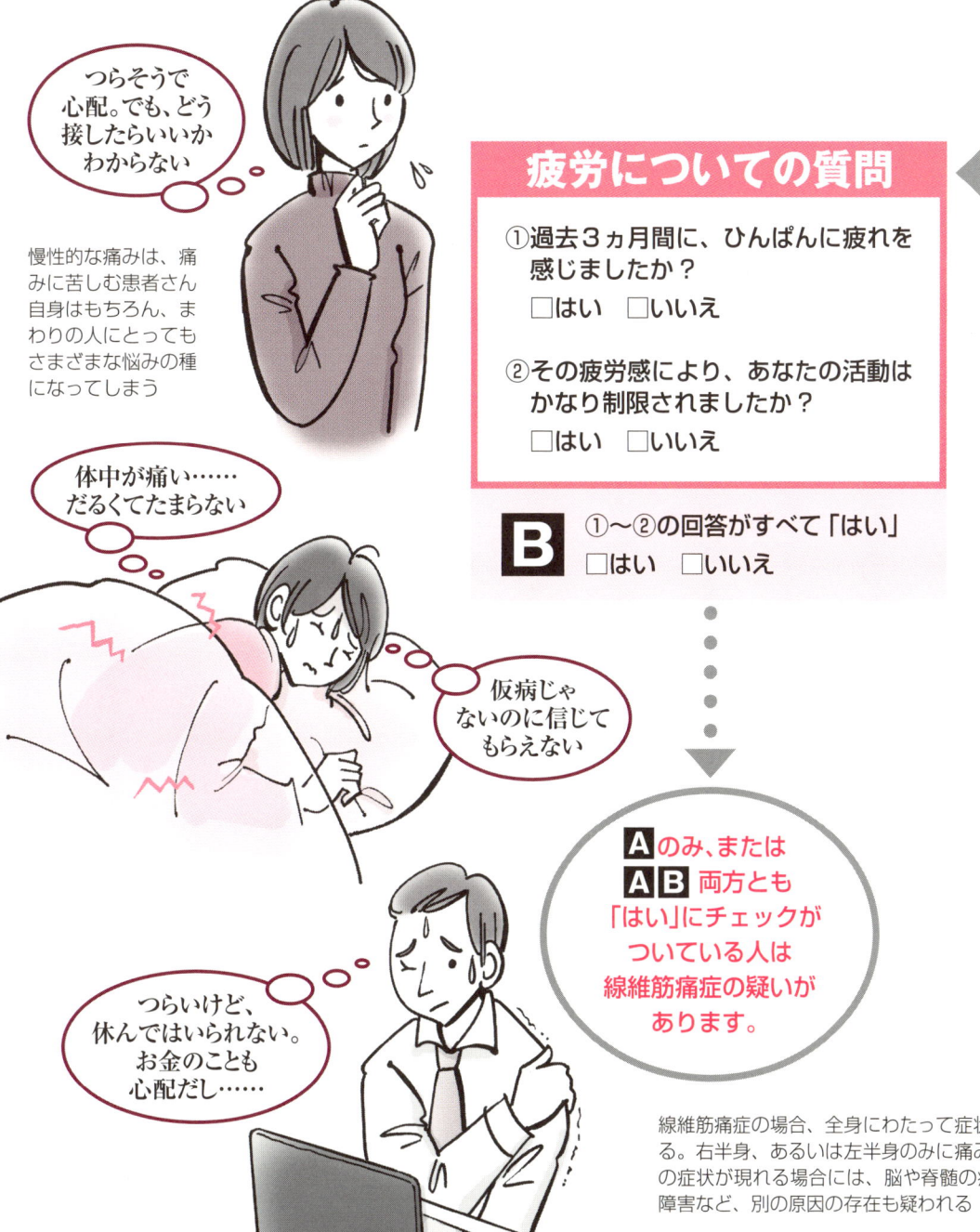

慢性的な痛みは、痛みに苦しむ患者さん自身はもちろん、まわりの人にとってもさまざまな悩みの種になってしまう

疲労についての質問

①過去３ヵ月間に、ひんぱんに疲れを感じましたか？

□はい　□いいえ

②その疲労感により、あなたの活動はかなり制限されましたか？

□はい　□いいえ

B　①〜②の回答がすべて「はい」

□はい　□いいえ

Aのみ、または
A **B** 両方とも
「はい」にチェックが
ついている人は
線維筋痛症の疑いが
あります。

線維筋痛症の場合、全身にわたって症状が出る。右半身、あるいは左半身のみに痛みなどの症状が現れる場合には、脳や脊髄の病気・障害など、別の原因の存在も疑われる

解説 意外に身近な線維筋痛症。正しい診断と的確な治療が必要な病気です。

前項の質問票で、「線維筋痛症の疑いがある」という判定が出た場合には、できるだけ早く医師に相談し、治療を開始する必要があります。

ただし、その前に知っておきたいことがいろいろあります。周囲の誤解、患者さん自身のあきらめによって改善への道を閉ざさないために、線維筋痛症についての理解を深めておいてください。

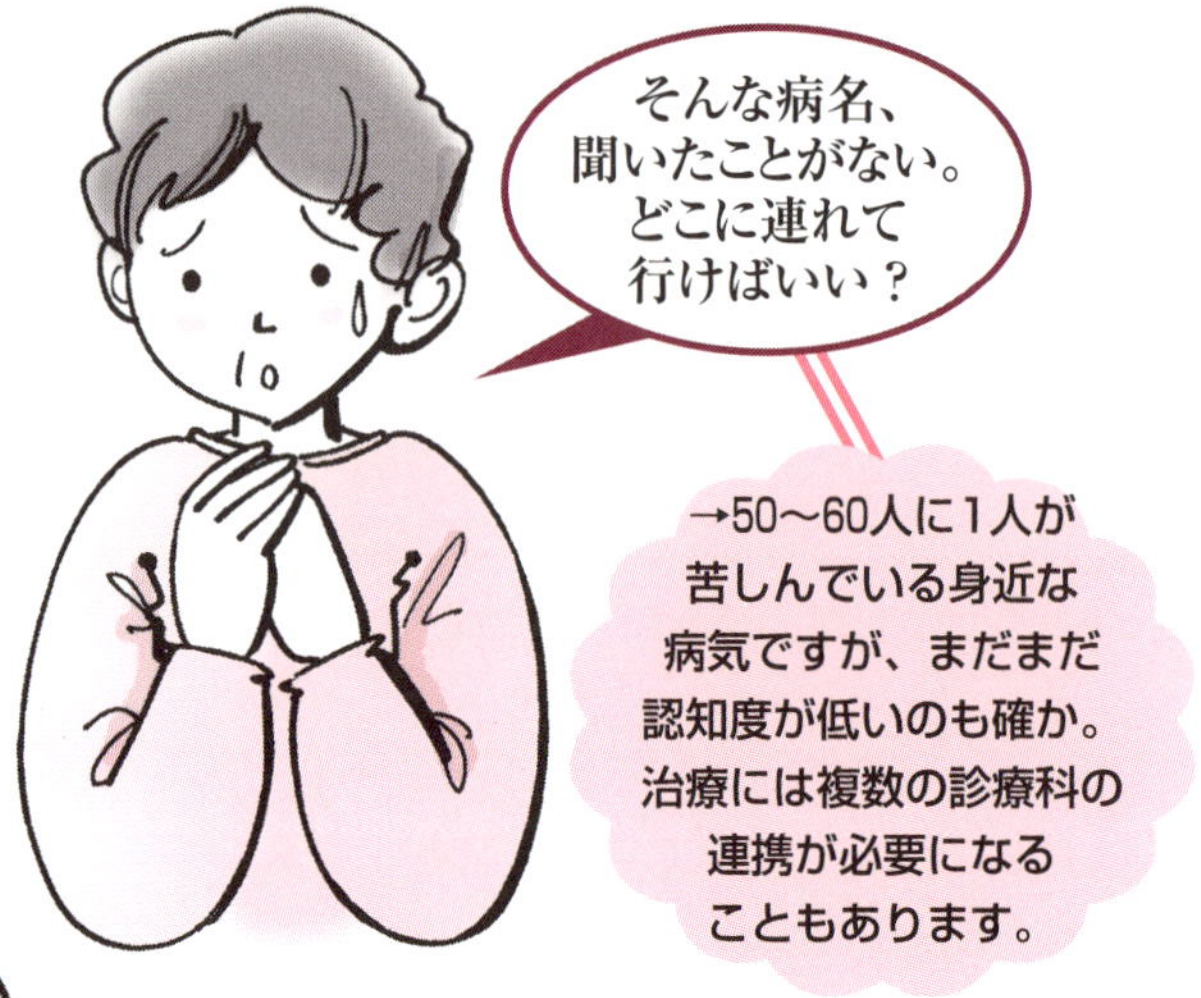
そんな病名、聞いたことがない。どこに連れて行けばいい？
→50～60人に1人が苦しんでいる身近な病気ですが、まだまだ認知度が低いのも確か。治療には複数の診療科の連携が必要になることもあります。

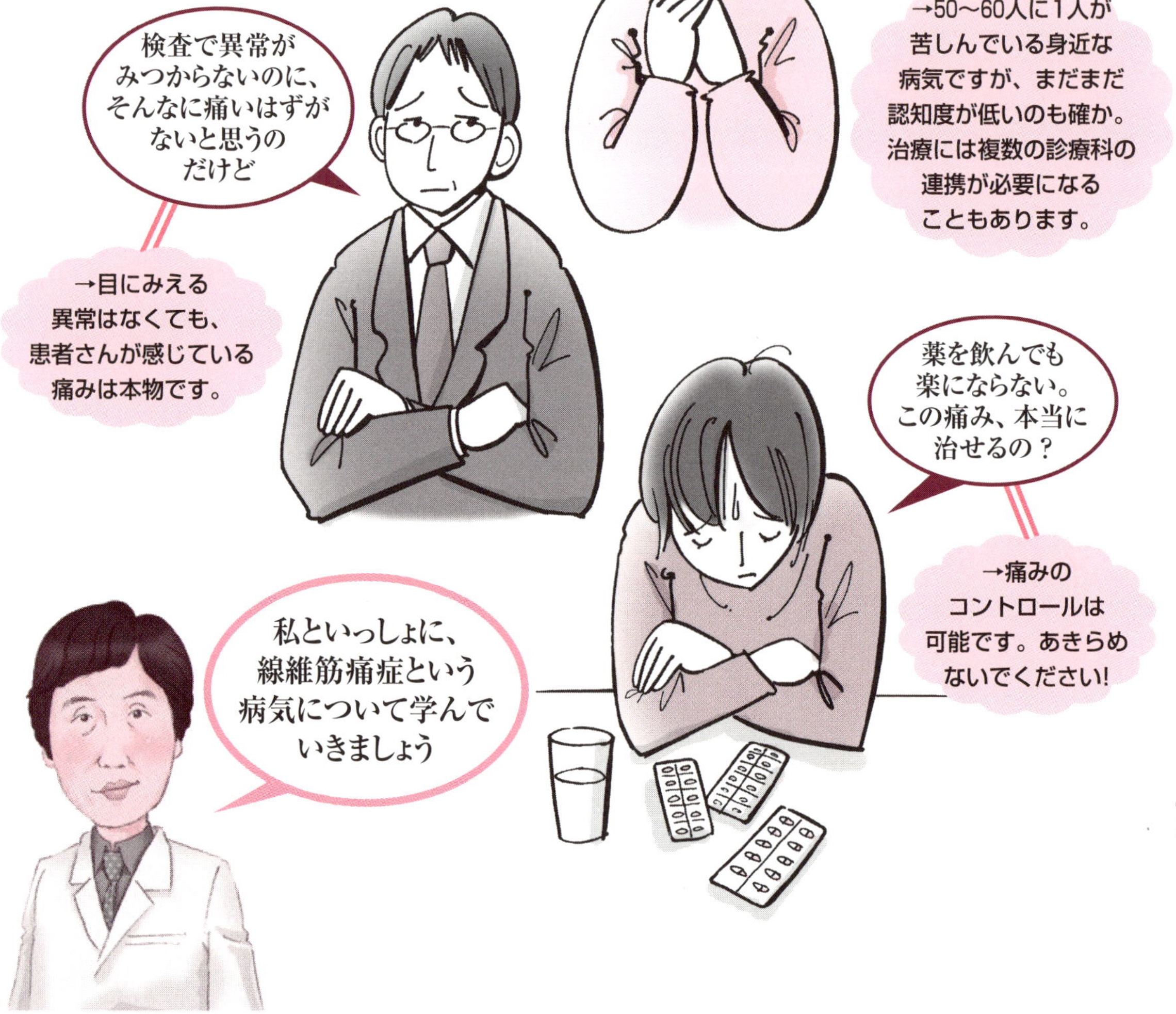
検査で異常がみつからないのに、そんなに痛いはずがないと思うのだけど
→目にみえる異常はなくても、患者さんが感じている痛みは本物です。
薬を飲んでも楽にならない。この痛み、本当に治せるの？
→痛みのコントロールは可能です。あきらめないでください！
私といっしょに、線維筋痛症という病気について学んでいきましょう

1
その痛み、線維筋痛症かもしれない

全身の強い痛みや、さまざまな不快症状があるのに、
原因がはっきりせず、困っている人はいませんか？
その症状、線維筋痛症によるものかもしれません。
どんな病気なのか、どのように診断されるのかを
正しく理解することで、改善への道がみえてきます。

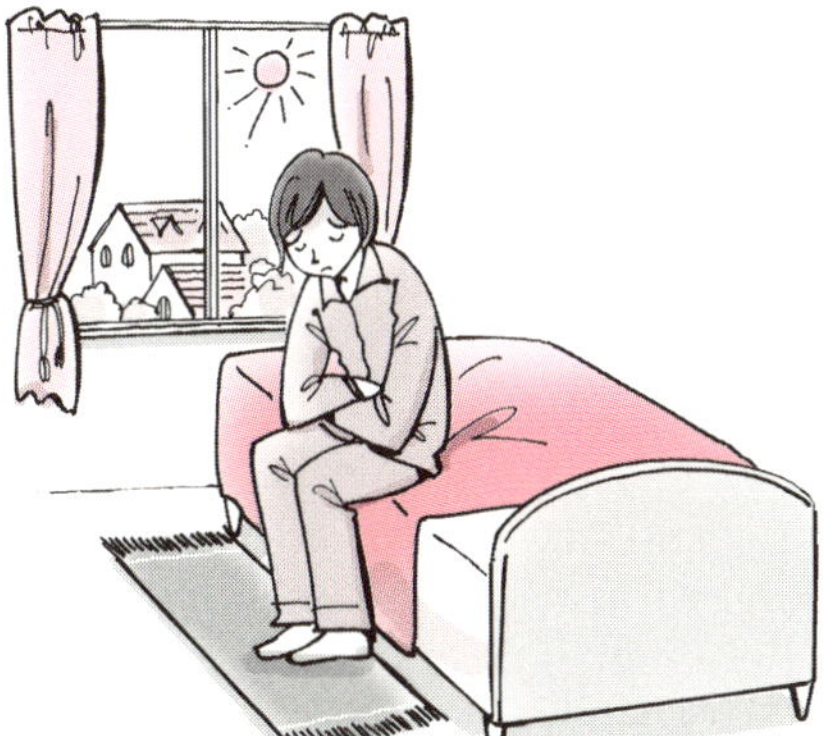

ケース
①
発症まで

こうして痛みが始まった

四人の患者さんの例をあげながら、線維筋痛症の始まり方をみていきましょう。それぞれの患者さんの経過は、各章の冒頭に続きます。

Aさん 40代女性

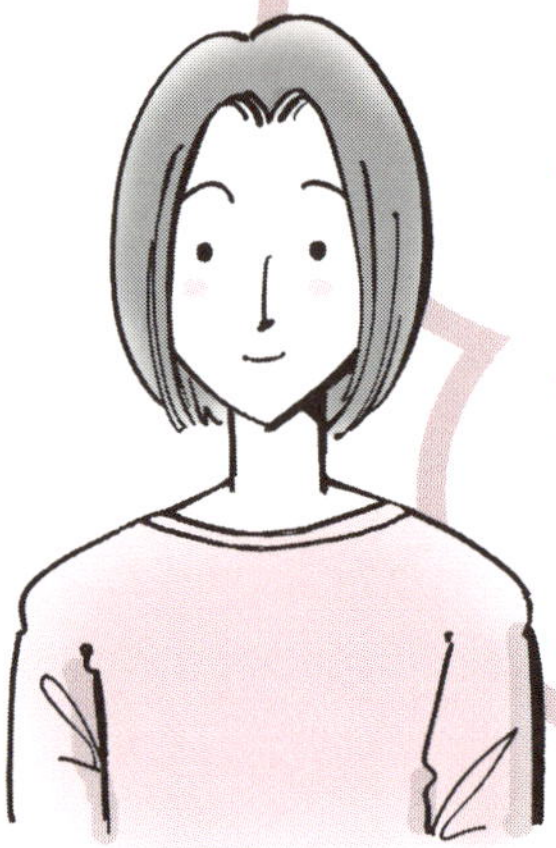

思い返せば、小・中学生の頃から手首や膝の関節痛がありました。体育の授業のあとは歩くのもやっとで、保健室で過ごすことが多かったです。

高校生の頃には、肩こりや腰痛もひどくなり、整形外科で診察を受けましたが、診断結果は「異常なし」。湿布薬を処方してもらっただけで、痛みは増す一方でした。

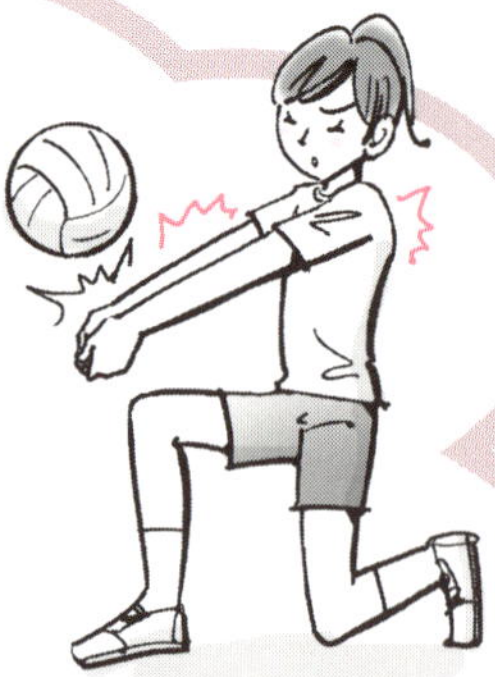

ボールを受ける手に激痛が走ったが、「ボールが当たれば誰だって痛い」というまわりの言葉に反論できず、がまんしていた

Bさん 40代男性

30代半ばで転職し、激務が続いていたある日のこと、急に首が痛みだし、動かせなくなってしまいました。整形外科を受診し、「軽いヘルニアがある」と言われ、安静を指示されましたが、そのうち腕がしびれ、背中や腰、足先まで痛みが広がっていきました。

一向に改善しないため受診先を変えたところ、医師に「精神的なものかも……」と言われ、精神科を紹介されました。そこで「うつ病」の診断を受け、抗うつ薬を飲み始めたのですが、効果は実感できないままでした。

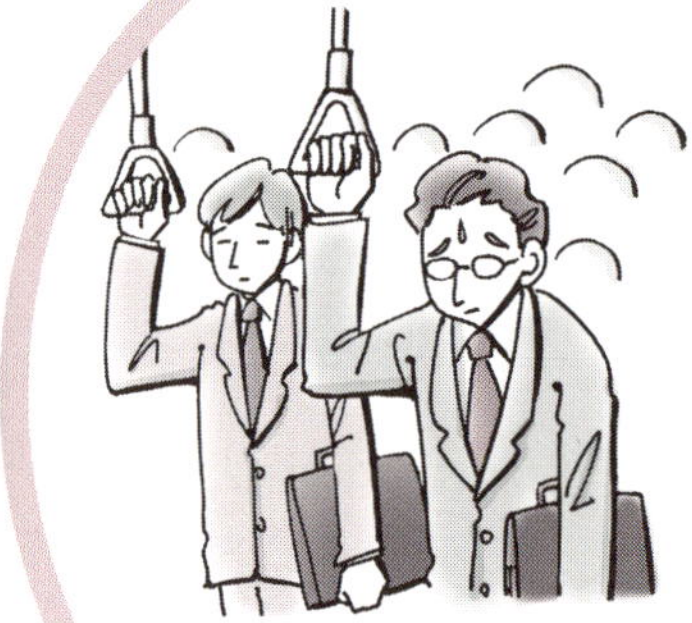

抗うつ薬を服用しながらも、激務は続いた

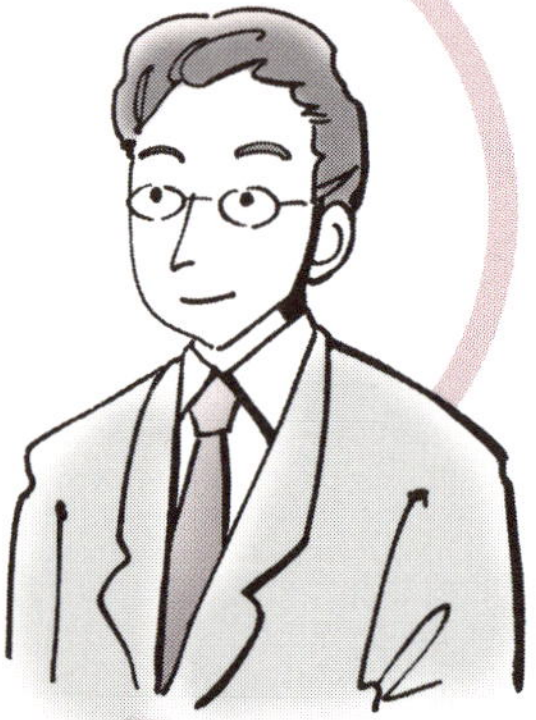

Cさん 50代女性

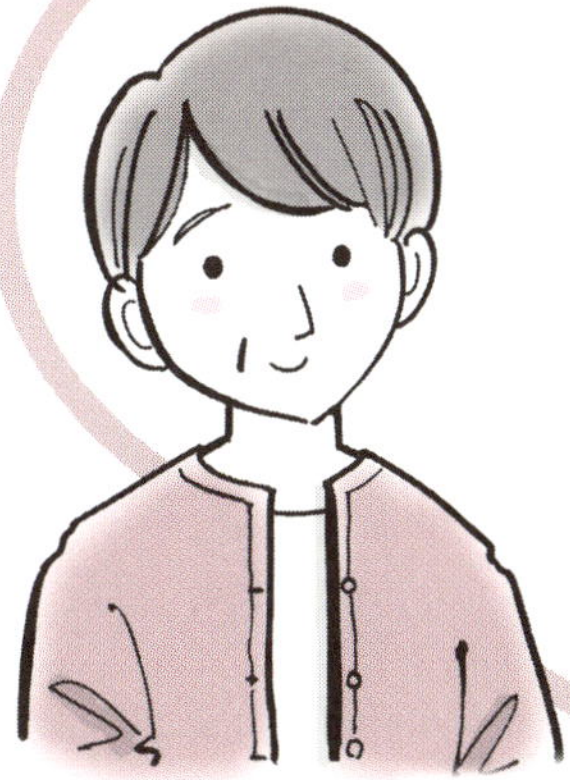

3年前、夫がうつ病になってしばらく休職することになりました。私はパートの仕事をそれまで以上に増やし、必死で働き続けました。

そんな生活が1年近く続いていた冬、私は風邪をこじらせ肺炎に。その後、微熱、倦怠感が消えず、背中が強く痛むようになりました。やがて足指のつけ根に激痛が起こるようになり、パートは続けられなくなりました。

内科や整形外科を受診しても、「とくに異常はない」と言われるだけ。しかし、痛みはさらに広がり、息をするたびに、わき腹から肩に刺し貫かれるような激痛が起こるようになっていました。

家族の病気や経済問題など、さまざまな問題をかかえていた

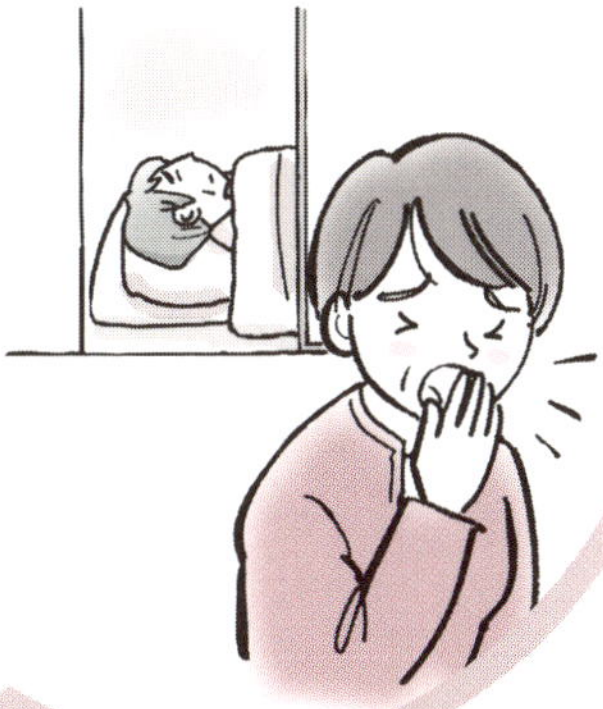

Dさん 30代女性

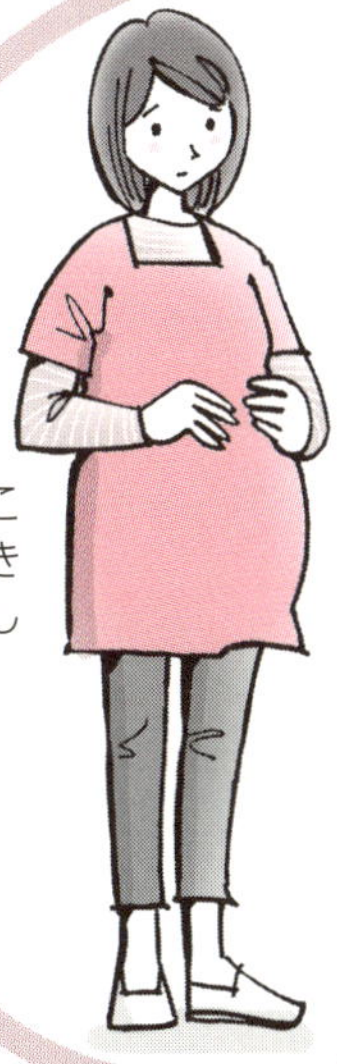

妊娠中ということで服薬もできず、痛みに苦しんでいた

妊娠3ヵ月のとき、腕、足、腰を万力で締め上げられるような鈍い痛みが生じるようになりました。妊娠前から腰痛もちではありましたが、これまでの痛み方とはくらべものになりません。

医師は初め「妊娠による体の変化だろう」との判断でしたが、あまりに痛みがひどく、こわばりもみられることから「関節リウマチではないか」と考えたようです。「出産したら、きちんと検査をして治療を始めましょう」という医師の言葉だけを頼りに、体の痛みに耐える妊娠生活でした。

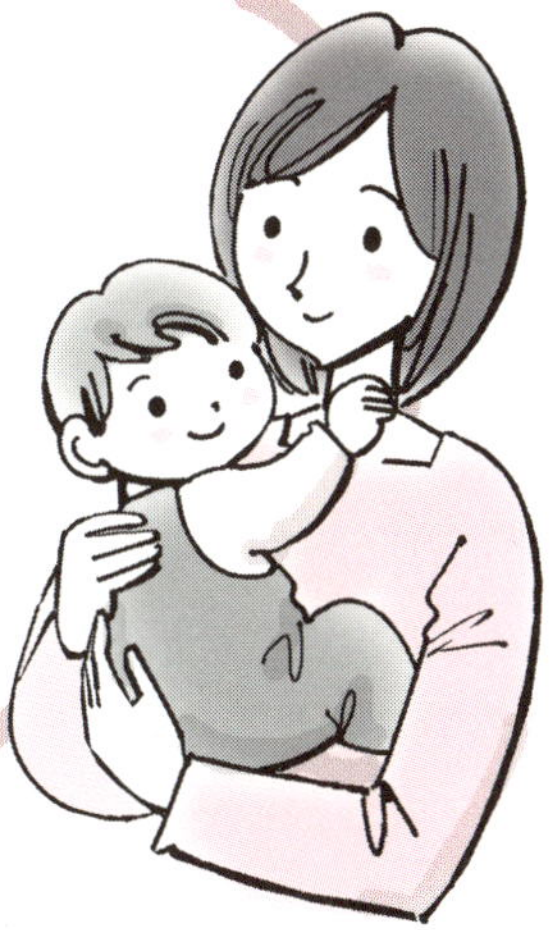

線維筋痛症とは

原因不明の痛みが全身に生じる病気

線維筋痛症は、全身のあちこちが痛んだり、ひどい倦怠感や不快な症状が生じたりする病気です。一般的な検査ではこれといった病変がみつかりませんが、なんらかの異常が起きています。

主症状は全身の痛み

線維筋痛症は、体の広い範囲にわたって痛みが生じる病気。睡眠障害や疲労感、倦怠感、胃腸の不具合や気分の落ち込みなど、さまざまな症状を伴うことも少なくありません。

主症状
●全身の痛み
（関節痛／筋肉痛／頭痛／こわばりなど）

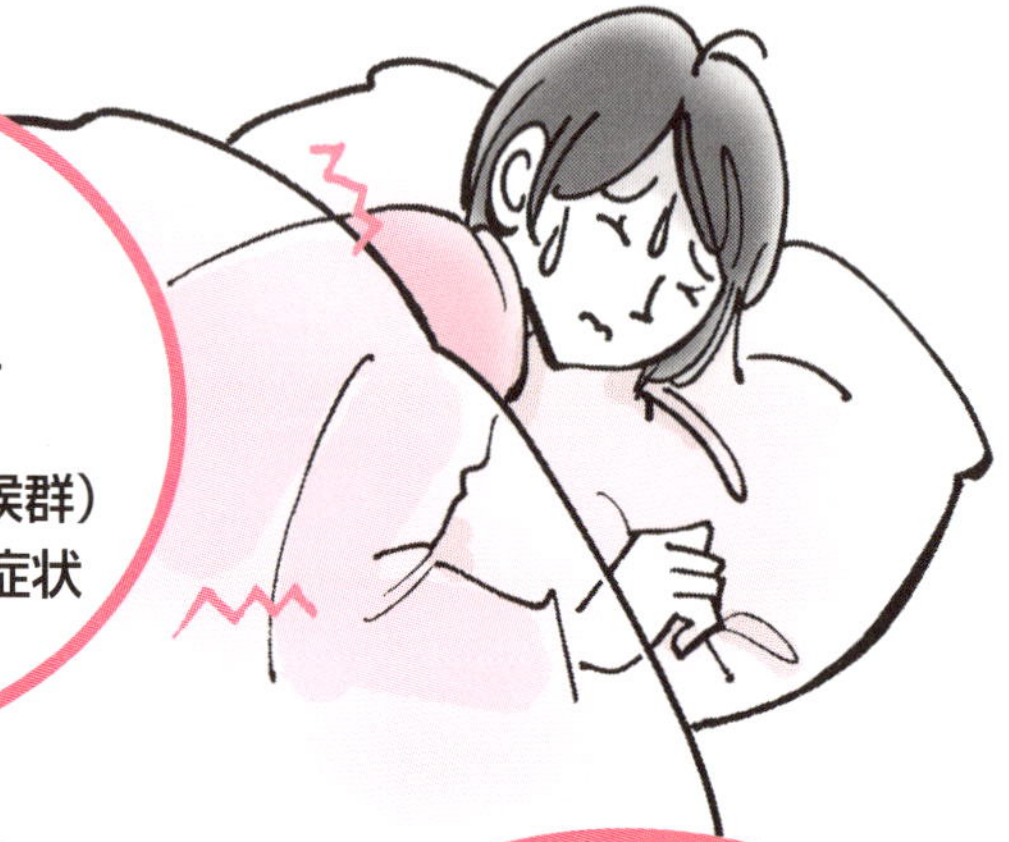

痛み以外の身体的な症状
●疲労感　●体の冷え
●足のむずむず
●便秘・下痢（過敏性腸症候群）
●頻尿　●目や口の乾燥症状
●口内炎　など

神経症状
●しびれ　●めまい
●耳鳴り　など

精神的な症状
●眠れない
●不安感が強い
●もの忘れが増える
など

これらの症状を引き起こすような病変が、一般的な血液検査や画像検査ではみつからない

患者さんは強い痛みを感じている

日本で線維筋痛症の存在が注目され始めたのは、二十一世紀に入ってからのこと。「聞いたことがない病気だ」「聞いたことはあるけど、どんな病気かよく知らな

▼患者さんの主な訴え　（2010日本線維筋痛症学会診療ネットワーク患者調査による）

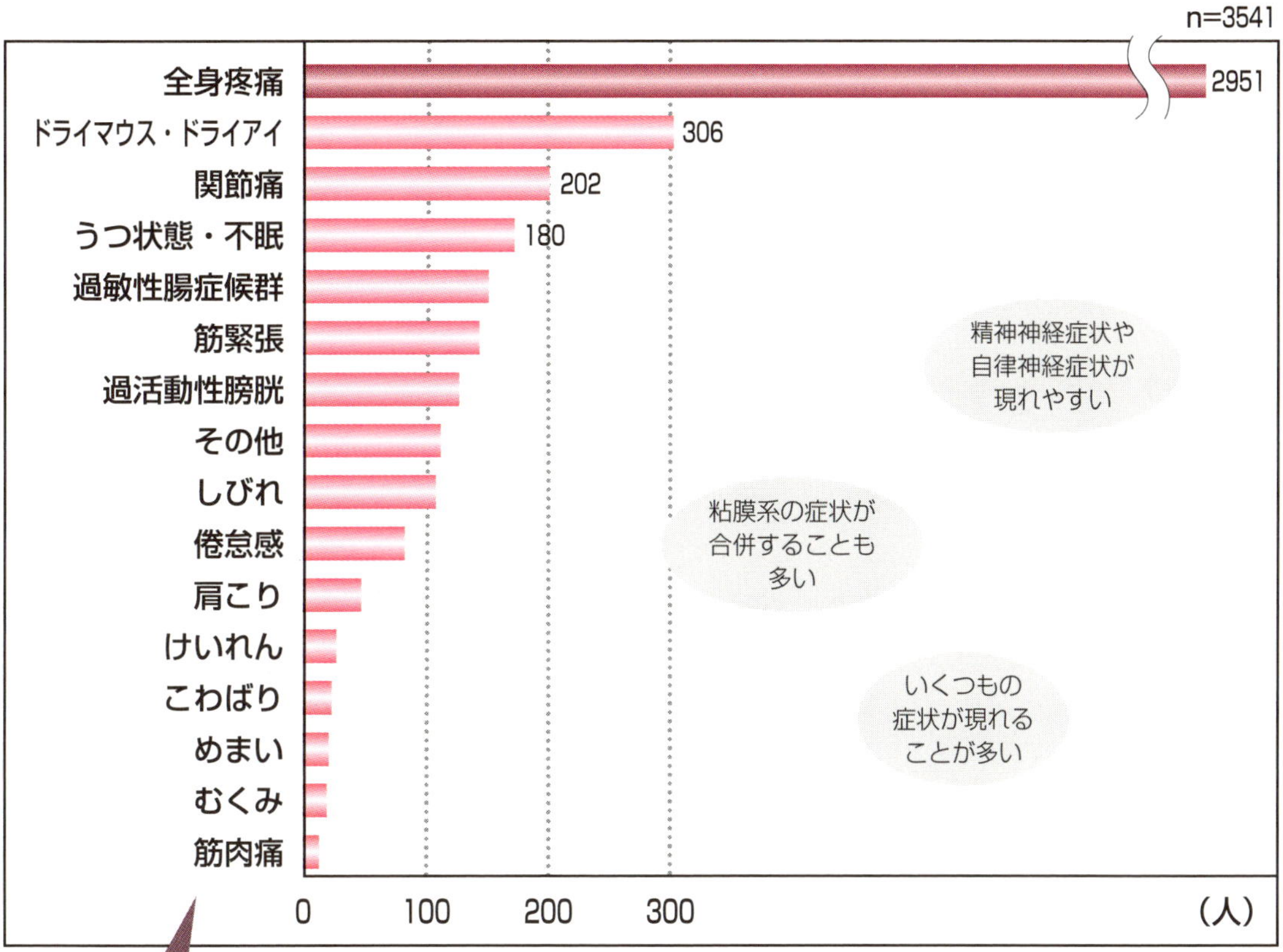

タイプ分類の試みも

線維筋痛症では、痛みだけでなく多様な症状が現れます。ただし、1人の患者さんにすべての症状が現れるとはかぎりません。強く現れやすい症状によってタイプを分け、治療薬の選択に役立てられています（→56ページ）。

い」という人がまだまだ多い、新しい病気です。

　一般的な血液検査や画像検査では、痛みを引き起こすような病変がみつからないため、「痛むわけがない」「仮病ではないか」などと誤解されることも少なくありません。

　けれど、患者さんが感じている痛みや不快感は本物です。のちほど詳しくお話ししますが、強い痛みは脳の働きの誤作動がもたらすものと考えられています。その改善をはかることが必要な「病気」なのです。

症状

痛みは徐々に広がり、強まる

痛みのことを医学用語では「疼痛《とうつう》」といいます。慢性疼痛に悩む人の一部は、線維筋痛症と診断できるほど、広範囲にわたる痛みに苦しんでいることが明らかになっています。

長引く痛みは要注意

線維筋痛症の痛みは、いきなり全身の広い範囲に生じるわけではありません。限られた範囲の痛みがとれない状態が続き、徐々に痛みの範囲が広がっていくという例が大半です。

慢性疼痛
35%

一般的には３ヵ月以上、体のどこかが痛み、なかなか消えない状態を指す。広い意味では線維筋痛症も含まれる

慢性局所痛症
25%

がんこな肩こりや腰痛、ひざの痛み、あごの痛みなど、特定の部位の痛みがとれない状態が続いている

パーセンテージは全人口に占める症状がある人の割合。アメリカでの調査による

生活の工夫でやり過ごせることが多い

痛いところがあると、筋肉の緊張が続いたり、痛みのために運動量が少なくなったりして、ほかの部位にも痛みが広がってしまいがち。炎症やけがによる損傷がないかぎり、筋肉や関節は、動かすことで痛みの広がりを防ぐことができます。

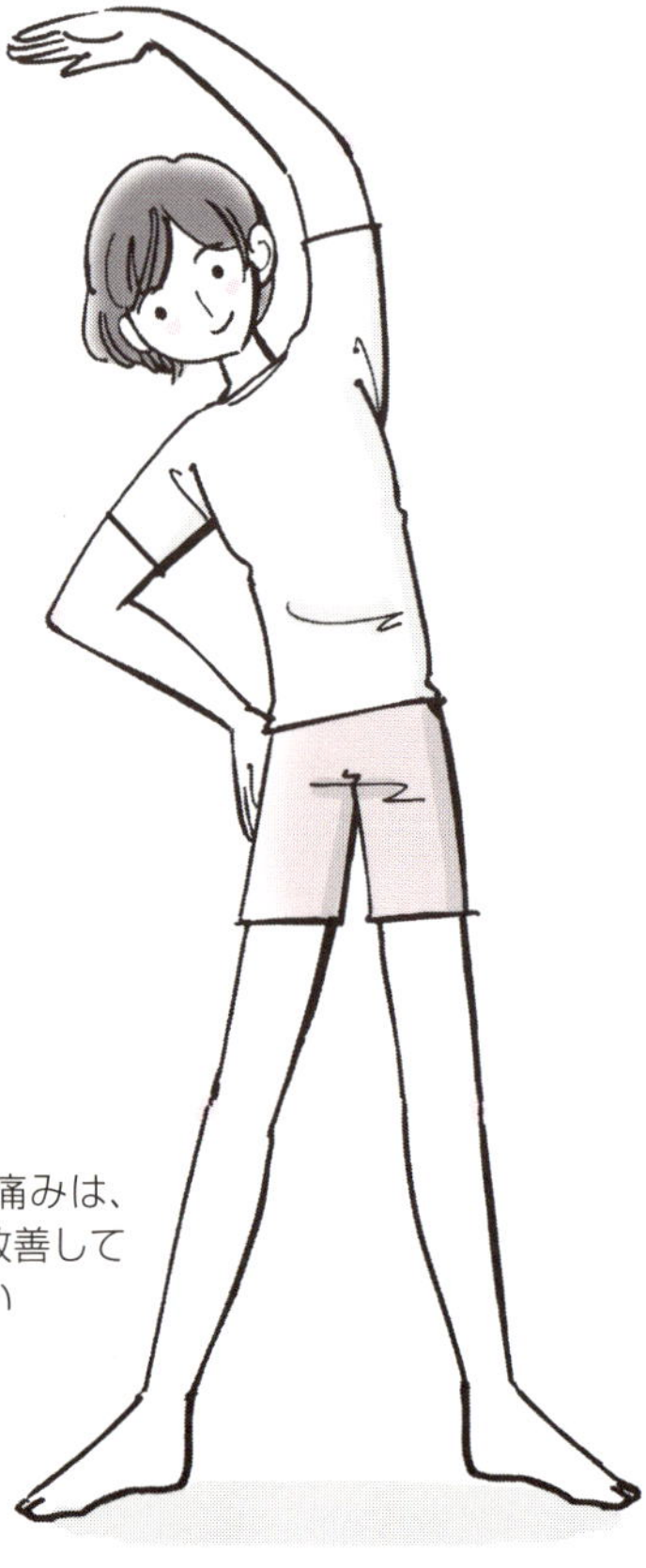

筋肉や関節の痛みは、適度な運動で改善していくことが多い

適切な治療を加えることで回復は可能

これといった病変が見当たらないのに、痛みが広い範囲で生じる状態は、「痛い」という感覚を司る脳の働きに問題が起きているためと考えられています。この状態を改善するには、薬物療法を中心に、医学的な治療を受けることが重要です。

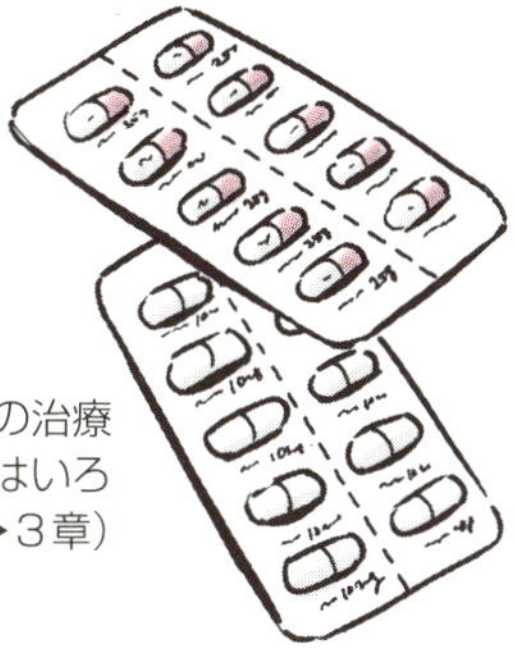

線維筋痛症の治療に役立つ薬はいろいろある（→３章）

慢性広範痛症
8〜10%

全身の複数の部位に痛みが続いている状態。広い意味では線維筋痛症も含まれる。線維筋痛症の診断基準には当てはまらないが痛みの範囲が限定的でない場合に、線維筋痛症と区別して「慢性広範痛症」と呼ぶこともある

線維筋痛症
2%

線維筋痛症は、特定の部位だけでなく全身のあちこちに原因不明の痛みが現れる状態を指す診断名（→20ページ）

痛みの質が変わる!!

痛む部位が特定の範囲を超え、広がり始めたときは要注意。中枢《ちゅうすう》感作《かんさ》といわれる脳の機能異常が起き始めている可能性があります（→35ページ）。

痛みが広がり始めたら医学的治療が必要

「痛みが現れる範囲が広い」という点は線維筋痛症の患者さんすべてに共通しますが、痛みの程度はさまざまです。身動きできないほどの痛みが出る人もいれば、比較的軽症のままの人もいます。

いずれにしろ、特定の部位の痛みが広がり始めたら、できるだけ早い段階で治療を始めることが必要です。早期発見、早期治療によって回復していく人もたくさんいます。

たとえ症状が強く、長引いているとしても回復は可能です。痛みや、痛みに伴う不快な症状を減らしていく手立ては必ずあります。

症状

痛くて眠れない、気分も落ち込む

主症状の痛みに加え、睡眠障害や気分の落ち込みも、線維筋痛症ではよくみられます。ただし、悪化の一途をたどるわけではありません。体調には波があるのが一般的です。

連鎖的な悪循環のしくみ

痛みはそれ自体耐えがたい症状ですが、長引く痛みのために睡眠不足やうつ状態が生じやすくなる点も大きな問題です。不快症状がますます痛みを強め、さらに症状を複雑化させてしまう連鎖的な悪循環が起きやすいのです。

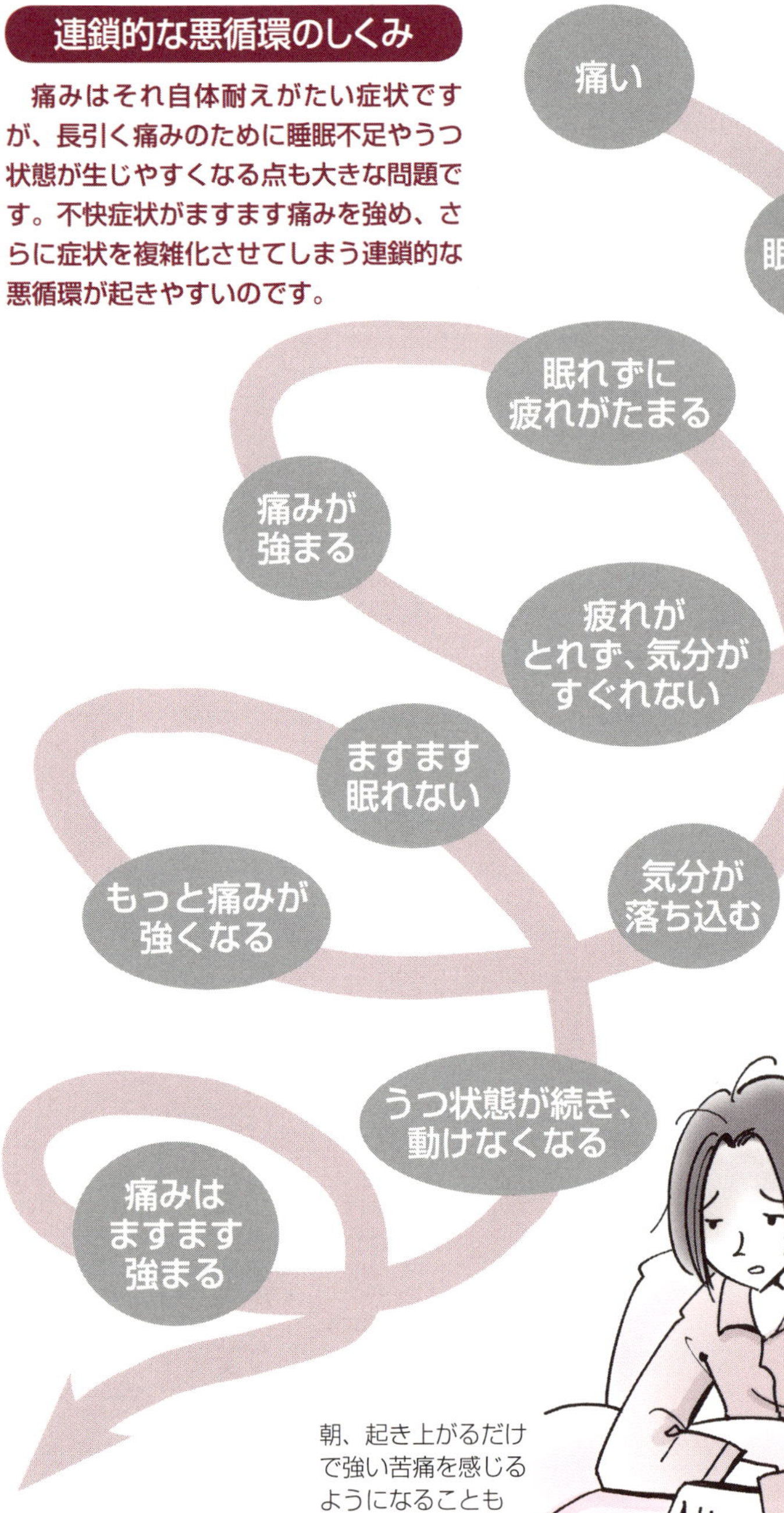

痛い
眠れない
眠れずに疲れがたまる
痛みが強まる
疲れがとれず、気分がすぐれない
ますます眠れない
気分が落ち込む
もっと痛みが強くなる
うつ状態が続き、動けなくなる
痛みはますます強まる

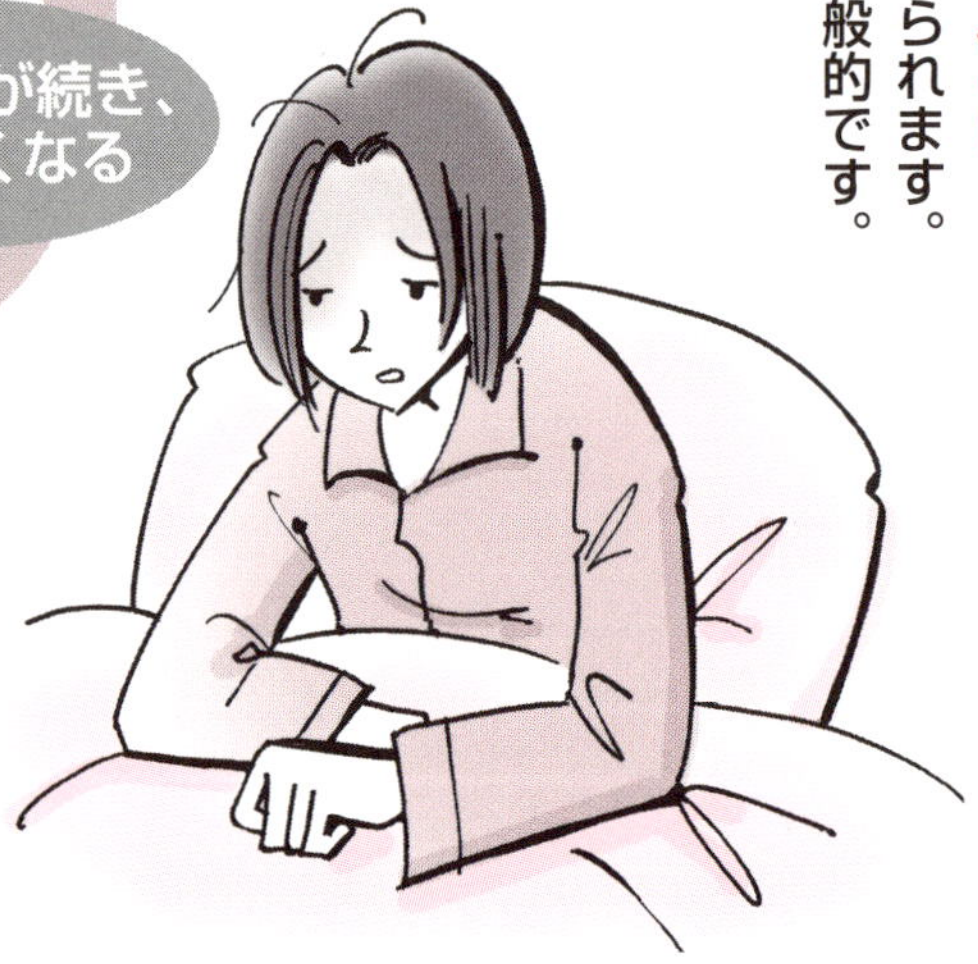

朝、起き上がるだけで強い苦痛を感じるようになることも

多くの患者さんは体調の波を感じている

線維筋痛症の症状の現れ方は、患者さんによって少しずつ違い、その程度も一様ではありません。

また、それぞれの患者さんの症状も一定ではなく、体調には波があるのが一般的です。昨日はできていたことが、今日はつらくてできないということもある一方で、「今日は調子がよい」という日もあるでしょう。

悪循環を断ち切れば改善していく

症状の改善に欠かせないのは、痛み、睡眠障害、抑うつのデフレスパイラルを断ち切ること。痛みそのものをターゲットにするだけでなく、よく眠れるようにすること、悲観的になりすぎないことも、悪循環を断ち切る方法のひとつです。

悪循環から抜け出すことで、「調子のよさ」を感じられる日を増やしていきましょう。

ひとつでも改善できれば体調全体が上向く

痛みと、痛みに伴うさまざまな症状との関連は、よい方向に働く可能性も秘めています。

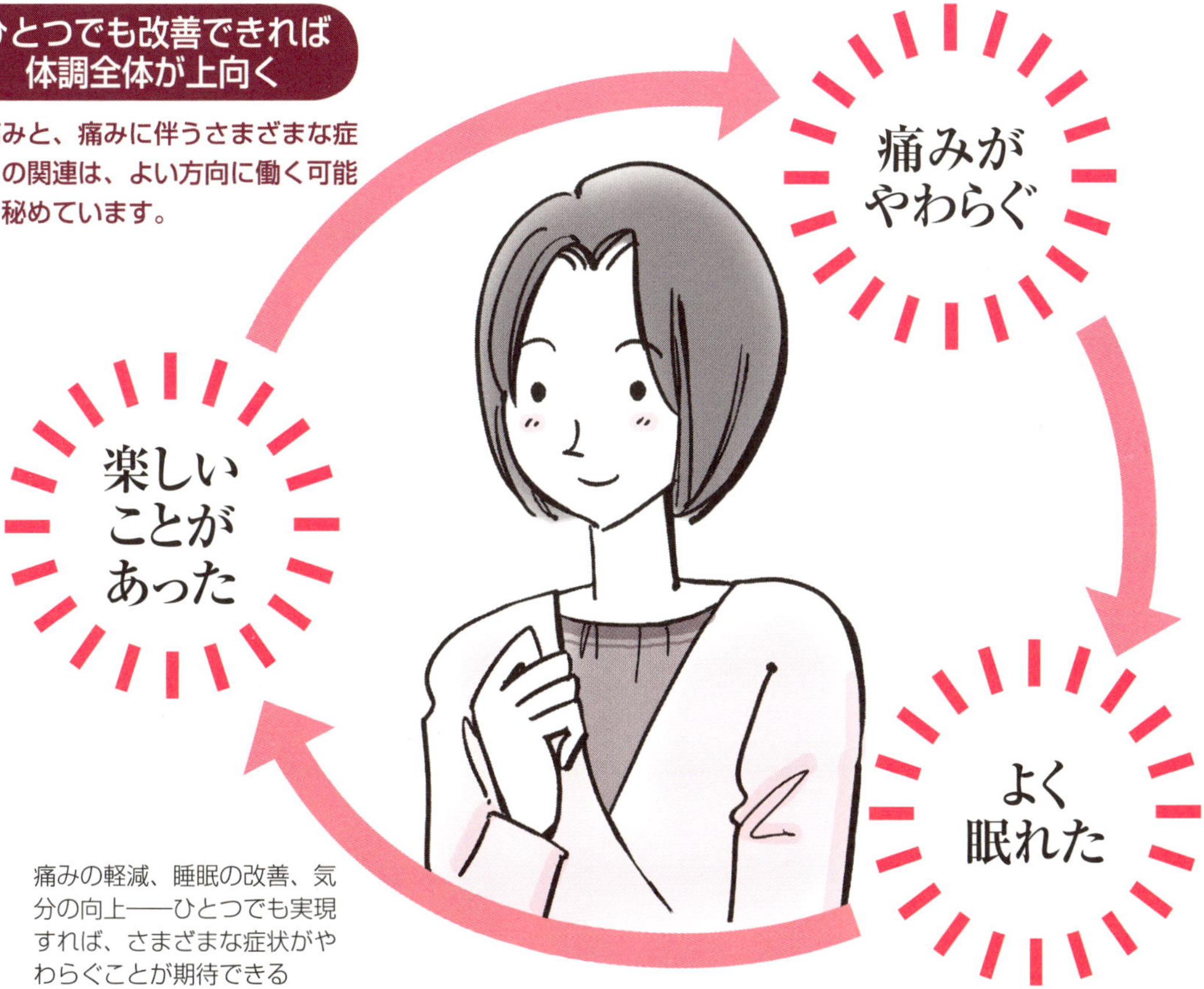

痛みの軽減、睡眠の改善、気分の向上――ひとつでも実現すれば、さまざまな症状がやわらぐことが期待できる

患者数

日本の推定患者数は二〇〇万人も

まだ知名度が高いとはいえない線維筋痛症ですが、推定患者数は日本だけで二〇〇万人。決して珍しい病気ではありません。だれもがかかる可能性のある身近な病気です。

20世紀末についた病名

「線維筋痛症」という病名で呼ばれるようになったのは1990年以降のことですが、同じような症状を示す病気はそれ以前からありました。

さまざまな病名で呼ばれていた

心因性リウマチ

非関節性リウマチ

結合組織炎

軟部組織性リウマチ

結合組織炎症候群

このほか、精神疾患などとされてきた例も少なくない

1990年

アメリカリウマチ学会が線維筋痛症の診断基準（ACR1990）を発表
（→21ページ）

↓

2003年

日本では、この年に厚生労働省が線維筋痛症研究班を設置（班長：西岡久寿樹《くすき》）。線維筋痛症についての研究が始まった

↓

2009年

日本線維筋痛症学会が発足。線維筋痛症診療ガイドラインがつくられた

病名の意味は？

線維筋痛症という病名は、英語の病名「Fibromyalgia」を訳したもの。Fibroは線維、myalgiaは筋痛症という意味です。筋肉は線維状の細胞が集まったもの。筋肉そのものに痛みが出やすいことから、この病名がつけられました。略してFMとも呼ばれています。

正しく診断されていない患者さんが多い

体の病気なら検査をすればなんらかの異常がみつかるはず、というのが一般的な理解でしょう。そのため、従来の検査では異常がみつからない線維筋痛症は、強い痛みがあるにもかかわらず、「病気ではない」とされたり、「心の病気」

痛みに苦しんでいる人がこんなに！

線維筋痛症研究班が最初に手がけたのは、どれくらいの人が線維筋痛症を患っているのかということを調べる実態調査でした。

日本の推定患者数は 200 万人。多くは正しく診断されていない

200 万人といえば日本人の50～60 人に 1 人の割合。ごくごく身近な病気といえます。しかし、実際に線維筋痛症と診断され、治療を受けている人の数は 1 万人に満たないともいわれています。

30～60代の女性が多い。仕事や家事において中心的な活躍が期待される年代だけに、痛みのために動けない状態が続けば、社会的な損失も大きくなってしまう

200万人の患者さんのうち、99%以上は、正しい診断を受けていなかったり、ほかの病名がつけられたりして、適切な治療を受けられないままになっている

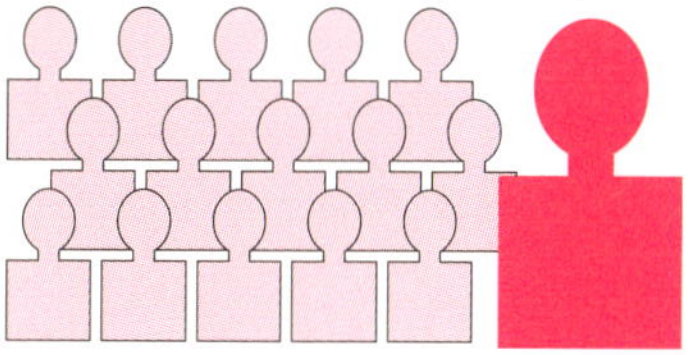

▼線維筋痛症の発症年齢

（2009日本線維筋痛症学会診療ネットワーク患者調査による）

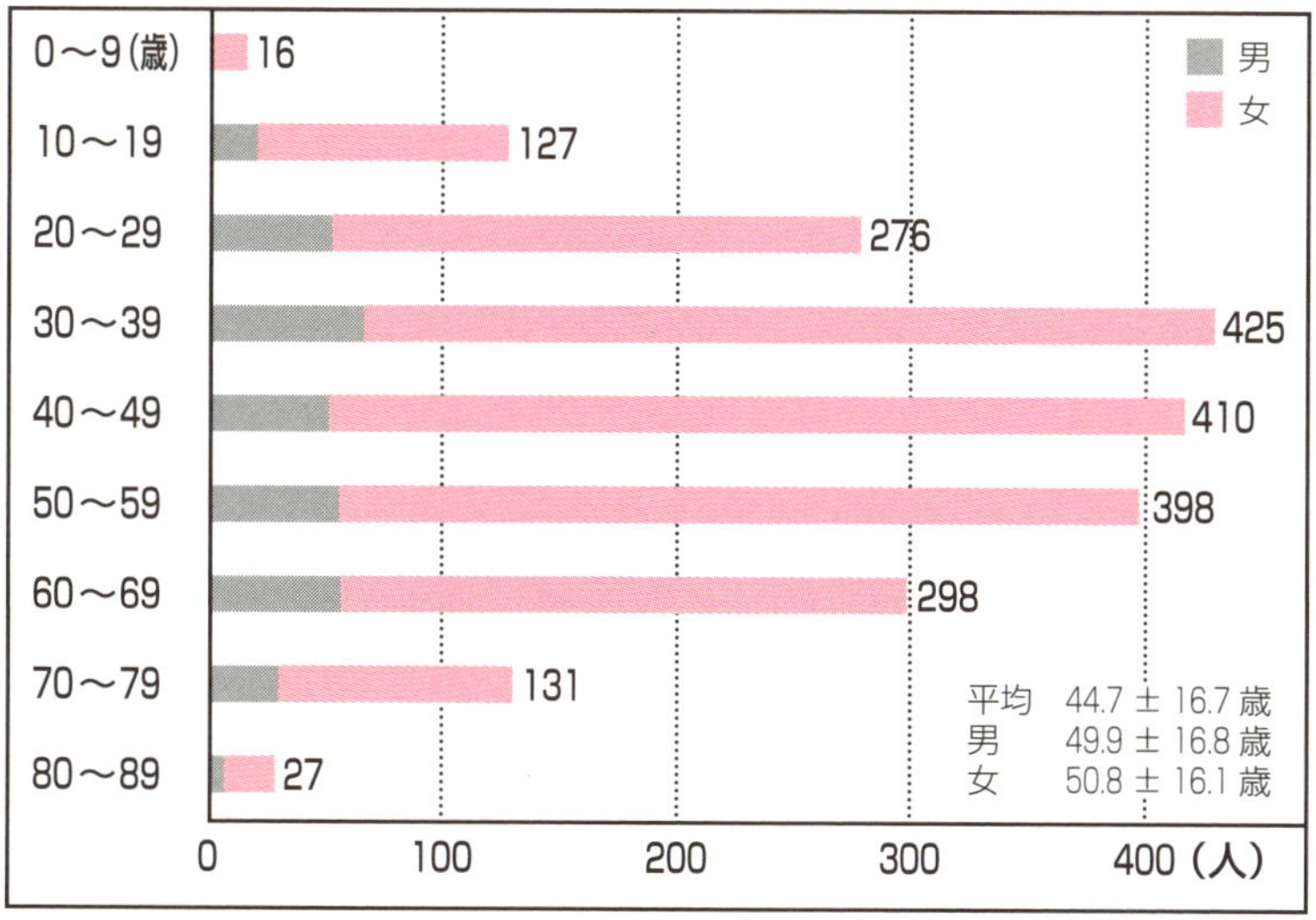

0～9(歳) 16
10～19 127
20～29 276
30～39 425
40～49 410
50～59 398
60～69 298
70～79 131
80～89 27
男
女
平均 44.7 ± 16.7 歳
男 49.9 ± 16.8 歳
女 50.8 ± 16.1 歳
0
100
200
300
400 (人)

▼研究の進め方

（線維筋痛症研究班：松本美富士らによる）

対象者は8000人
住民票をもとに無作為に抽出

↓

3ヵ月以上続く慢性疼痛がある人を選別
アンケート結果による

↓

線維筋痛症の診断
専門医が一定の基準をもとに診断

↓

線維筋痛症の頻度を推定
全人口の 1.66%

として別の病名をつけられてきたという歴史があります。

正しい診断を受けられていない患者さんが多いという現実は、今なお変わりません。適切な治療を開始するためにも、まずは正しく診断してもらうことが必要です。

診断

痛みの範囲と程度で診断がつく

線維筋痛症は、一般的な血液検査や画像検査などでは異常がみつかりません。主症状である痛みの範囲と程度を調べることで、線維筋痛症かどうかを判断します。

診断に必要なこと

まずは、痛みをはじめとする多様な症状を引き起こす病変があるかどうかを確認します。明らかな病変があれば、それを治療することで、症状が改善していく可能性があるためです。

痛みを引き起こしている身体的な病気の有無の確認

検査の結果、線維筋痛症以外の病気がみつかることもあります。ただし、その病気だけでは説明できないほど痛みの範囲が広い場合には、その病気と線維筋痛症が合併した状態と判断されます。

痛みの範囲と程度の確認

線維筋痛症の診断の目安とされているのは、アメリカリウマチ学会が作成した診断基準（ACR1990）。その基準に当てはまれば、線維筋痛症の可能性が高いとされます。

痛み以外の症状の確認

線維筋痛症で現れる多様な症状も治療していく必要があるため、症状の現れ方を確認します。

診断・評価に取り入れる試みも

痛み以外の症状を、線維筋痛症の診断や病状を判断する方法として取り入れることが検討されています（→28ページ）。

現在は症状のみで判断されている

現在、線維筋痛症かどうかは症状のみで判断されます。各種の検査で異常がみつからなくても、症状がある以上、それを放置しておくわけにはいかないのは当然です。

▼線維筋痛症の診断基準（ACR1990）

①広範囲にわたる疼痛の病歴があること

左半身、右半身、上半身、下半身、体軸骨格のすべてに疼痛が認められる場合に広範囲とみなす

②指を用いた触診により、18ヵ所の圧痛点（右記参照）のうち11ヵ所以上に疼痛を認めること

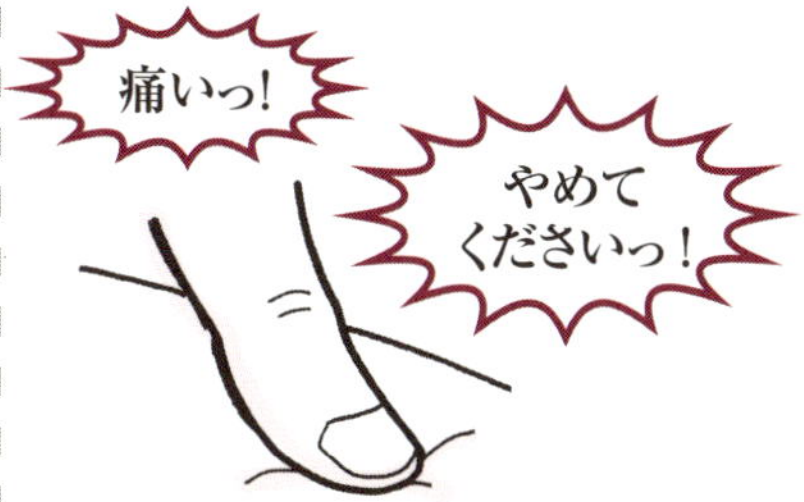
痛いっ!
やめてくださいっ!

爪の先が白くなる程度の強さ（4kg/cm^2）で押し、患者さんが言葉や身ぶりで強い痛みを訴える場合には「疼痛がある」と認められる

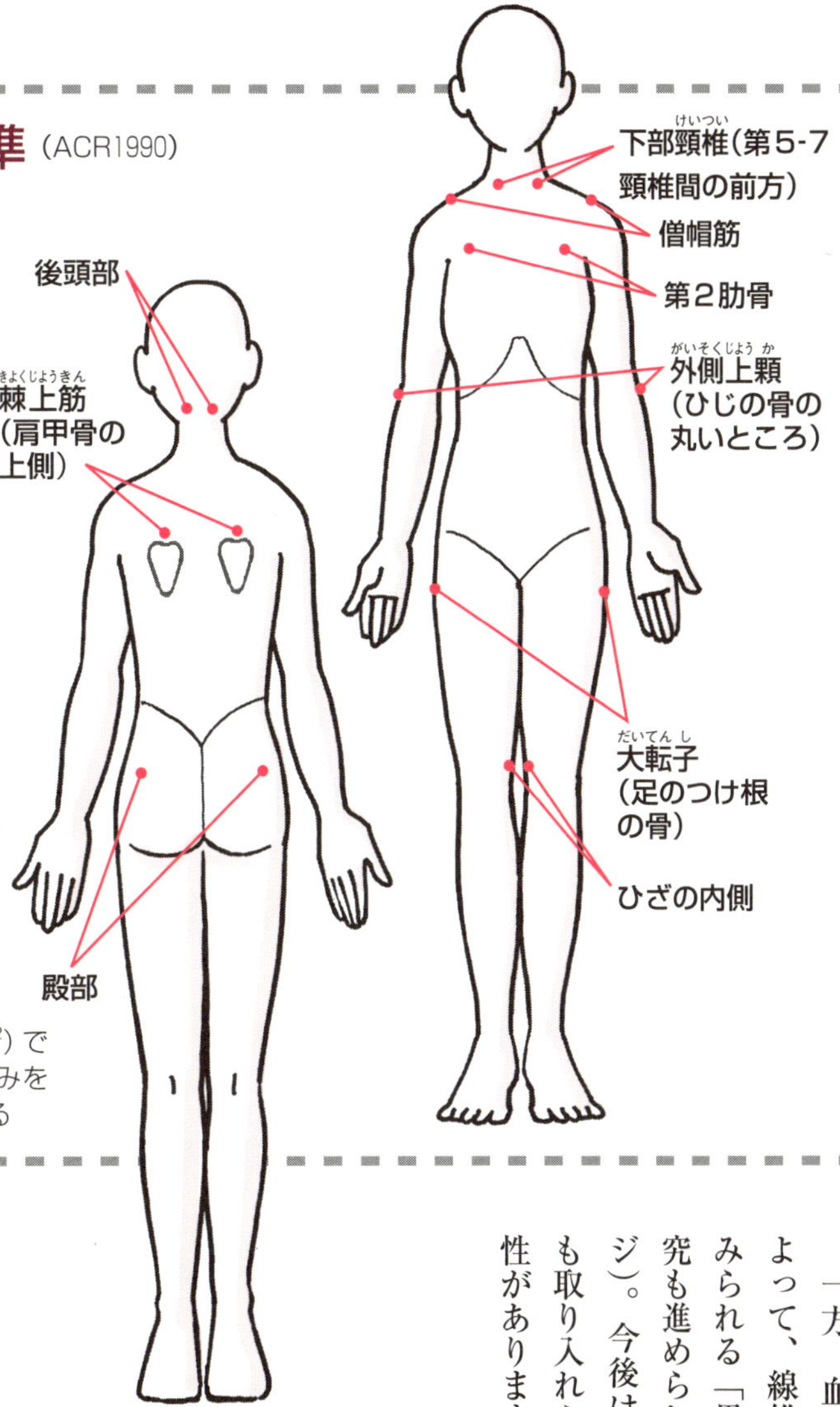
後頭部
棘上筋《きょくじょうきん》（肩甲骨の上側）
殿部
下部頸椎《けいつい》（第5-7頸椎間の前方）
僧帽筋
第2肋骨
外側上顆《がいそくじょうか》（ひじの骨の丸いところ）
大転子《だいてんし》（足のつけ根の骨）
ひざの内側

判定

広範囲な疼痛が3ヵ月以上続き、①、②の診断基準を満たす
→線維筋痛症と判断する

一方、血液検査や画像検査によって、線維筋痛症の患者さんにみられる「異常」をみつけだす研究も進められています（↓46ページ）。今後は、より客観的な基準も取り入れられるようになる可能性があります。

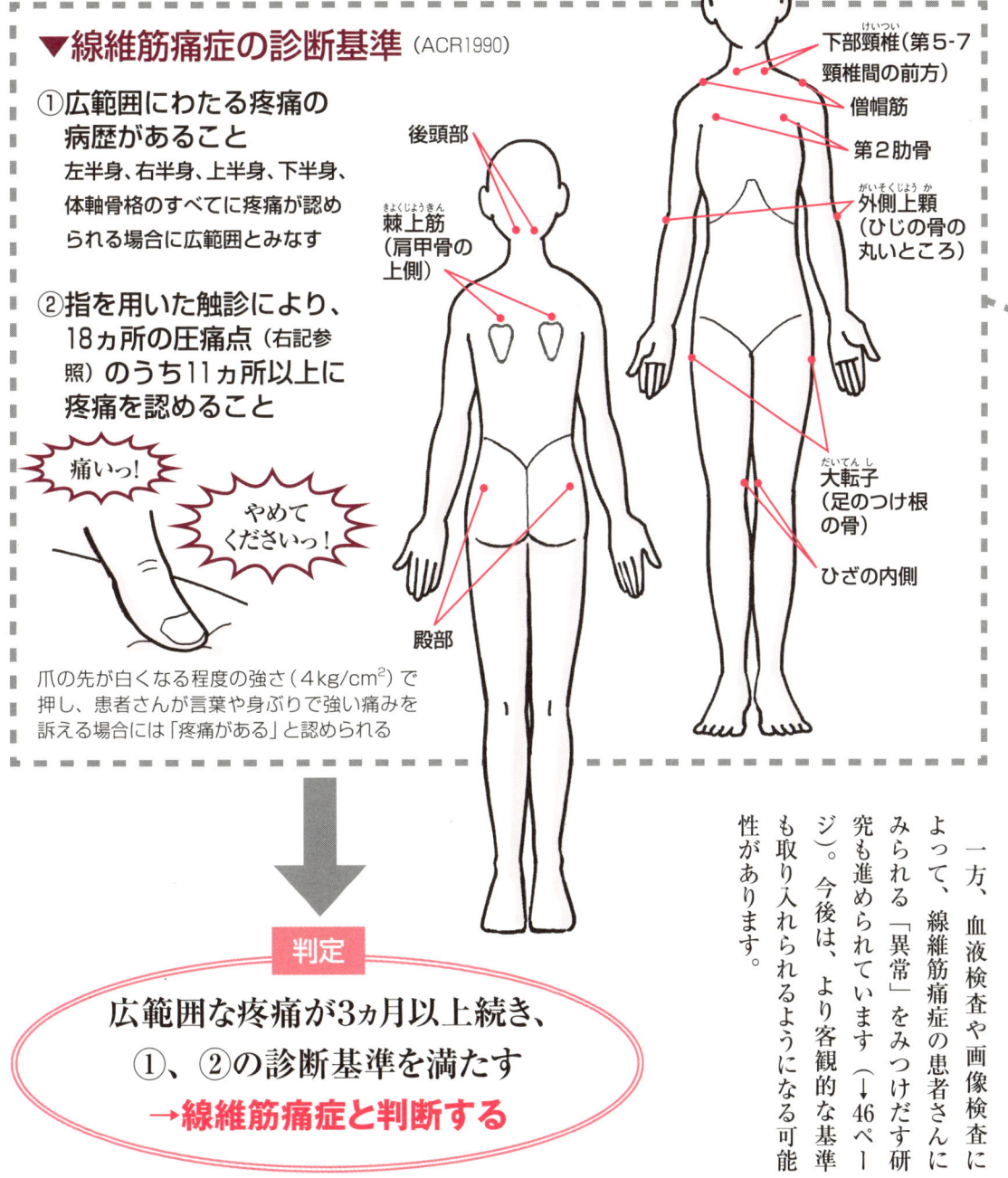

診断

ほかの病気が隠れていないか確認する

痛みを引き起こす原因はさまざま。明らかな病気が合併している場合には、その病気の治療を優先しておこなうことで、痛みがやわらぐ可能性があります。

ほかの病気と合併することも

線維筋痛症に似た症状を示す病気はいろいろあります。また、痛みを伴う病気がもとで、線維筋痛症を発症することもあります。

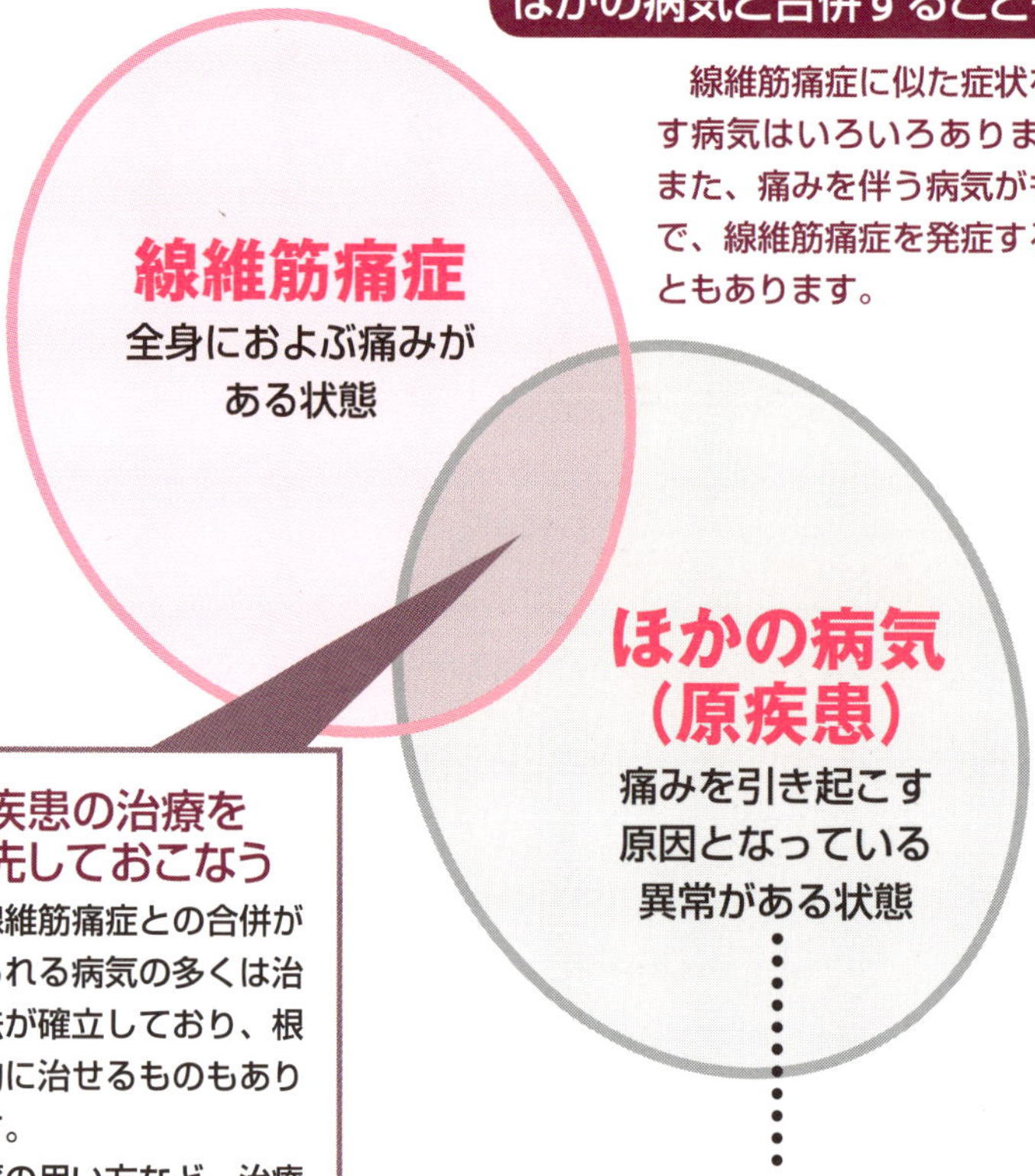
線維筋痛症
全身におよぶ痛みがある状態
ほかの病気（原疾患）
痛みを引き起こす原因となっている異常がある状態

痛みの範囲が限られている場合には、線維筋痛症とは診断されない

原疾患の治療を優先しておこなう

線維筋痛症との合併がみられる病気の多くは治療法が確立しており、根本的に治せるものもあります。

薬の用い方など、治療の進め方は病気によって異なるため、「なんの病気か」をきちんと確認し、その治療をしていくことが大切です。

線維筋痛症のかげに隠れた病気を見逃さないで

ある病気がもとで特定の部位に痛みが続き、痛みの範囲が広がっていくというのは、線維筋痛症の発症パターンのひとつです。その場合、症状を改善させるには、もとにある病気の治療が欠かせません。

線維筋痛症のかげにほかの病気が隠れていないかをしっかり調べ、病気がみつかれば、その治療をしていきます。

痛みを引き起こす病気が改善することで、線維筋痛症の症状もやわらぐことが期待できます。

似た症状を示すほかの病気

症状のかげに明らかな原因がないか調べるために、さまざまな検査をくり返すこともあります。負担に感じるかもしれませんが、適切な治療をおこなうためには必要な過程です。

リウマチ性疾患

骨や関節、筋肉などに痛みやこわばりが生じる病気の総称。腱や靭帯の付着部に炎症を起こしやすい脊椎関節炎（強直性脊椎炎《きようちよくせいせきついえん》、掌蹠膿疱症骨関節炎《しようせきのうほうしようこつかんせつえん》、乾癬性関節炎《かんせんせいかんせつえん》など）は線維筋痛症と見分けにくいが、炎症を抑える薬で改善するため、区別が必要

膠原病《こうげんびよう》

病原体などの外敵を撃退するために働くはずの免疫システムが、自分の体の組織を攻撃してしまう自己免疫疾患のひとつ。細胞と細胞をつなぐ結合組織が障害される

関節リウマチ

膠原病のなかでもっとも多い疾患。関節症状が強く現れる

線維筋痛症では明らかな炎症は起きない

かつては「リウマチ」の仲間とみられていたこともある線維筋痛症ですが、関節リウマチとは痛みの出方が異なります。

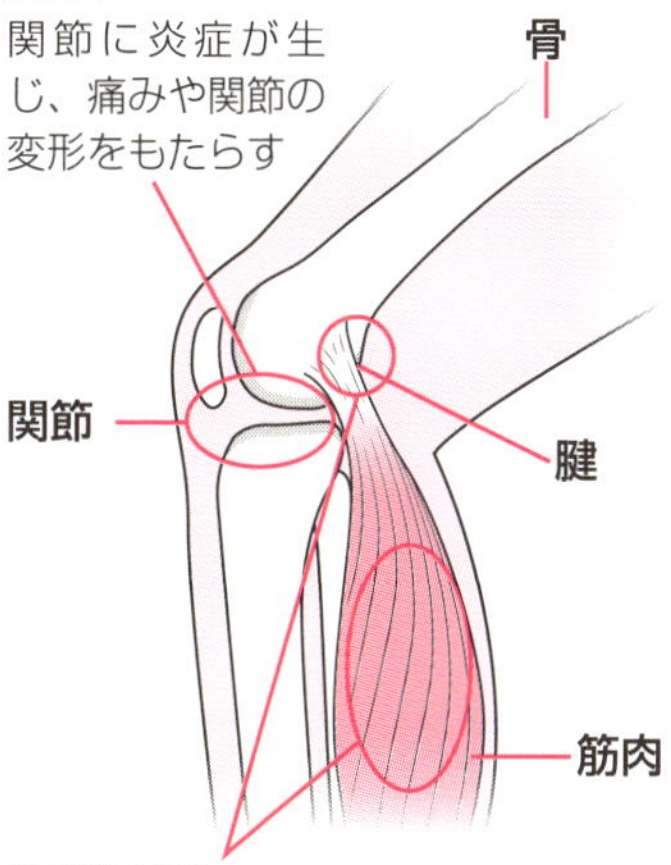

関節リウマチ
関節に炎症が生じ、痛みや関節の変形をもたらす
骨
関節
腱
筋肉
線維筋痛症
筋肉や、筋肉・腱と骨の付着部に痛みが出やすいが、明らかな炎症はみられない

甲状腺の病気

甲状腺はホルモンを分泌する組織。甲状腺機能が低下していると、疲労感や倦怠感が出やすい。逆に甲状腺機能が高まりすぎていると、筋肉痛が出やすい。いずれもホルモンバランスを調整する治療を受けることで、症状は改善する

精神科疾患

うつ病、身体表現性障害、転換性障害（ヒステリー）などと診断されることもある。うつ状態は線維筋痛症で起こりやすい症状のひとつだが、うつ病がもとにある場合には薬の使い方が異なるので区別が必要

脳脊髄液減少症

事故などがもとで、脊髄や脳を保護している膜に小さな穴が開き、そこから脳脊髄液が漏れ出している状態。さまざまな不快症状のもとになる。穴をふさぐ治療（ブラッドパッチ）で症状が改善することもある

その他

末梢神経の障害などが、しびれや痛みの原因になっていることも

受診先

医療機関の選び方で経過が変わることも

線維筋痛症の患者さんは、複数の医療機関を転々としているという人が少なくありません。できるだけ早い段階で、線維筋痛症に詳しい医師にみてもらうことが重要です。

まだ「知らない」医師もいる

近年、線維筋痛症について医師の間の認知度は高まりつつありますが、一般の医師の半数近くは理解が不十分というのが現状です。

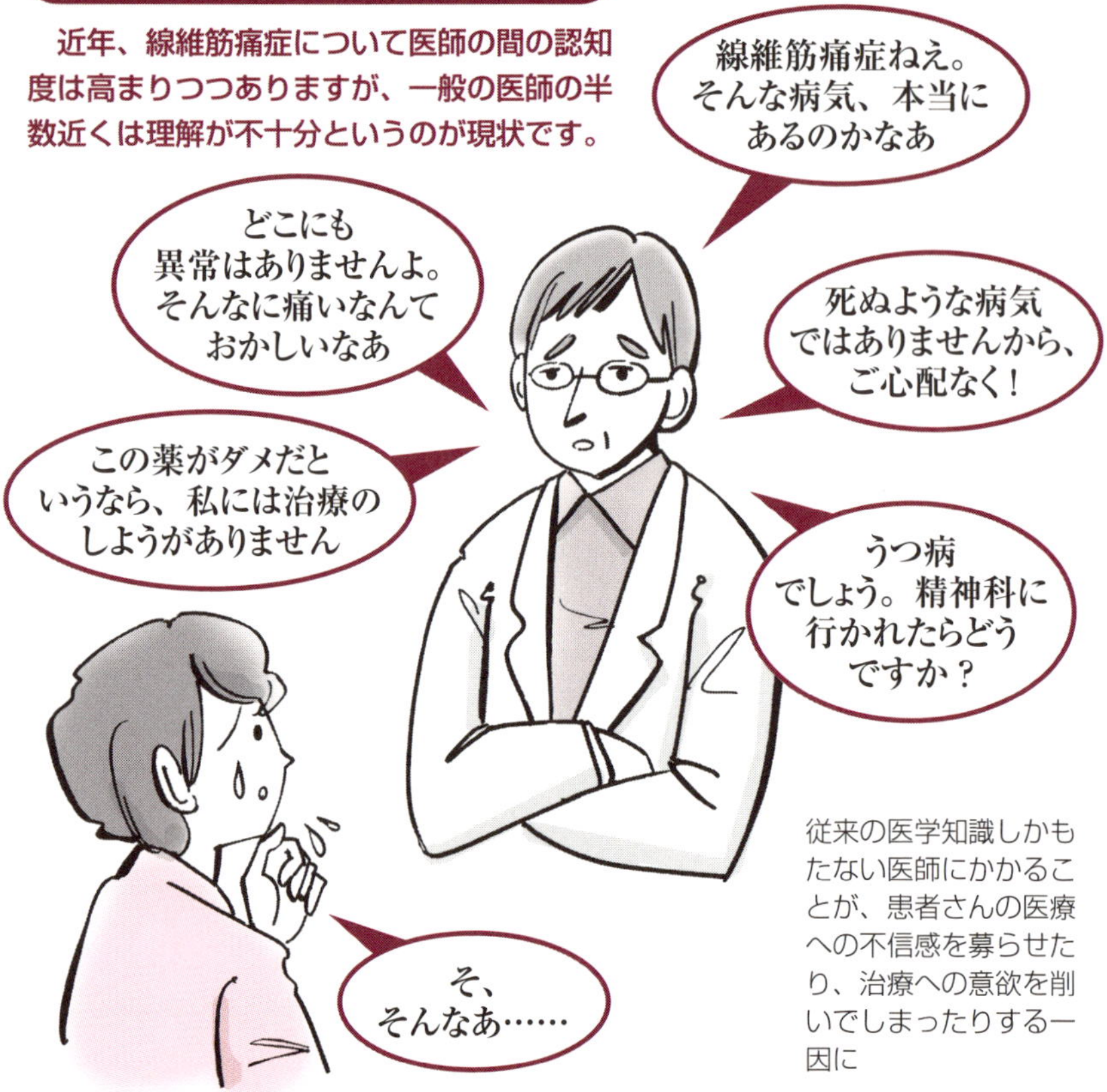
線維筋痛症ねえ。そんな病気、本当にあるのかなあ
死ぬような病気ではありませんから、ご心配なく！
どこにも異常はありませんよ。そんなに痛いなんておかしいなあ
この薬がダメだというなら、私には治療のしようがありません
うつ病でしょう。精神科に行かれたらどうですか？
そ、そんなあ……

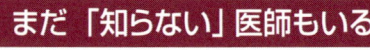

従来の医学知識しかもたない医師にかかることが、患者さんの医療への不信感を募らせたり、治療への意欲を削いでしまったりする一因に

診療科名より、詳しい医師がいるかに注目

日本で線維筋痛症の研究が始まってから一〇年余り。すべての医師が、この病気について知っているわけではありません。ただし、二〇〇九年以降の医師国家試験では、線維筋痛症が出題範囲に含まれるようになったので、今後は医師の間の認知度もいっそう高まると期待されています。

しかし、どのような病気か理解はしていても、実際に治療にあたれるだけの知識と経験をもつ医師はまだまだ少ないのが現状です。日本線維筋痛症学会のホームページ（左記参照）などを参考に、「詳しい医師」にみてもらうことが改善への近道です。

関連する診療科の特徴

線維筋痛症は、さまざまな側面をもつ病気です。そのため、治療を担当する診療科もひとつではありません。症状の現れ方などに応じて、複数の診療科が連携して診察・治療にあたることもあります。

整形外科
骨や筋肉、関節の異常を扱う。一般開業医の場合、線維筋痛症の診療はできないこともある

リウマチ科（膠原病科）
関節リウマチや膠原病などを扱う科で、線維筋痛症診療においても中心的な存在

診療ネットワークの活用を

日本線維筋痛症学会がつくる「診療ネットワーク」に参加している医療機関なら、線維筋痛症の診療が可能です。学会ホームページ上で、診療ネットワーク参加医療機関マップを公開しているので、受診先の参考にしてください。

■参加医療機関マップURL
http://jcfi.jp/network/network_map/index.html
（2014年6月現在）

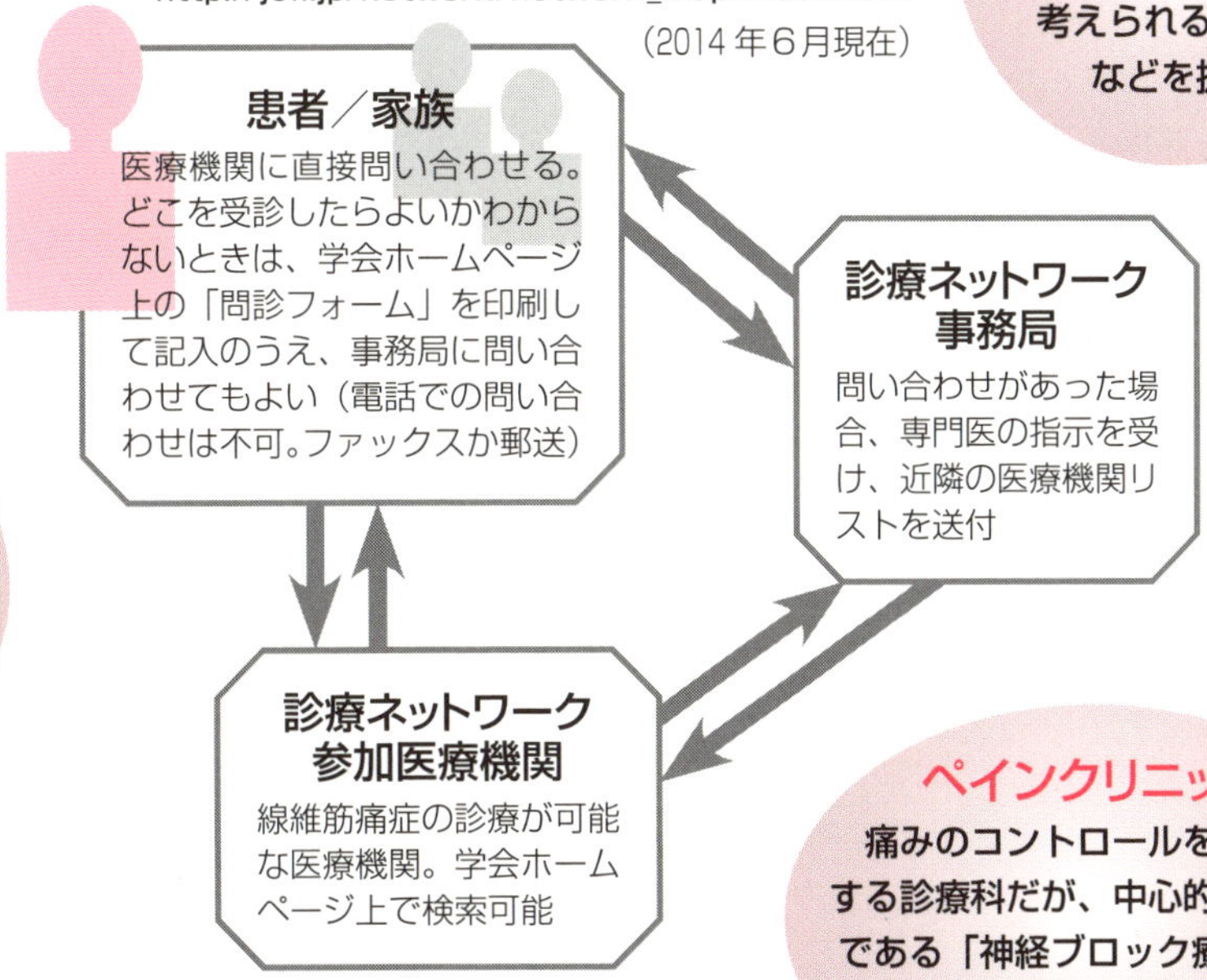
患者／家族
医療機関に直接問い合わせる。どこを受診したらよいかわからないときは、学会ホームページ上の「問診フォーム」を印刷して記入のうえ、事務局に問い合わせてもよい（電話での問い合わせは不可。ファックスか郵送）
診療ネットワーク事務局
問い合わせがあった場合、専門医の指示を受け、近隣の医療機関リストを送付
診療ネットワーク参加医療機関
線維筋痛症の診療が可能な医療機関。学会ホームページ上で検索可能

心療内科
身体的な病気があり、心理的な要因がその病状に大きく影響していると考えられる心身症などを扱う

精神科
うつ病との区別がむずかしい場合などに診療にあたることも

ペインクリニック
痛みのコントロールを専門にする診療科だが、中心的な治療法である「神経ブロック療法」は、線維筋痛症の痛みにはあまり効果が期待できない

心がまえ

心配しないで！ 改善方法は必ずある

診断がついたあとに取り組むのは症状の改善です。症状が改善すれば、後遺症もありません。「普通の暮らし」が戻ってきます。

痛くてたまらない

まずは痛みの原因をチェック。一般的な検査で「異常なし」と言われている場合には、線維筋痛症を疑う

正しい診断を受ける

線維筋痛症に詳しい医師の診断を受けてみよう

治療開始

薬物療法や、薬を使わない治療法を組み合わせて症状をやわらげる（→3、4章）

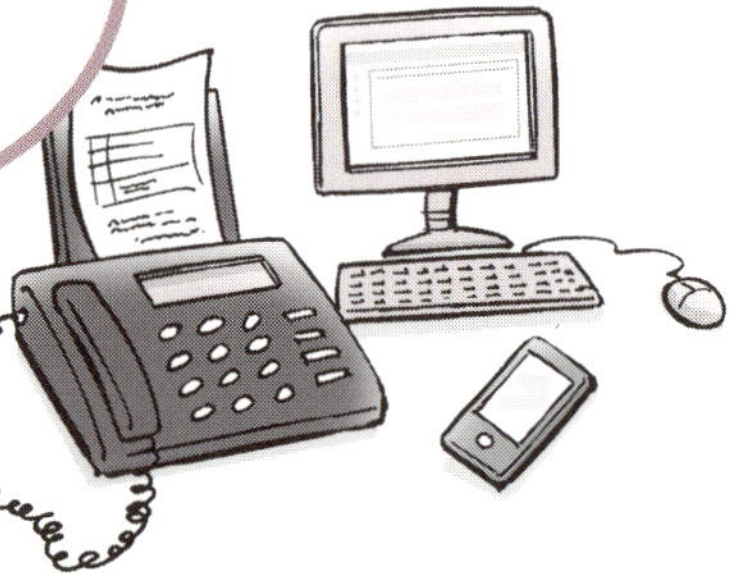

インターネットなどを活用することで、医療機関の情報は集められる

あきらめない気持ちが大切

線維筋痛症は「不治の病」ではありません。改善までの道のりに個人差はありますが、症状を軽くしていくことはできます。「今はつらいけど、必ずよくなる」という気持ちをもち続けてください。

後遺症はなく、命にかかわることもない

どんなにつらい症状があっても、線維筋痛症という病気そのものが命にかかわることはなく、後遺症をのこすこともありません。今は痛みのために歩けない、杖を使っているなどという人も、症状が改善すれば自分の足で歩けるようになります。

一方で、痛みがあまりに強いときには、生きる意欲を失ってしまいそうになるという声も聞かれます。これは、症状が強いことが引き起こす二次的な問題です。症状がやわらげば、生きる意欲もわいてきます。「たいへんな病気になった」と心配ばかりせず、治療に前向きに取り組んでいきましょう。

症状がやわらげば生活の質がアップ!

あきらめずに取り組んでいれば……

ある薬が効かなくても、別の薬なら効くということがある。自分でできる運動や、認知行動療法など、薬を使わない治療法が功を奏することもある

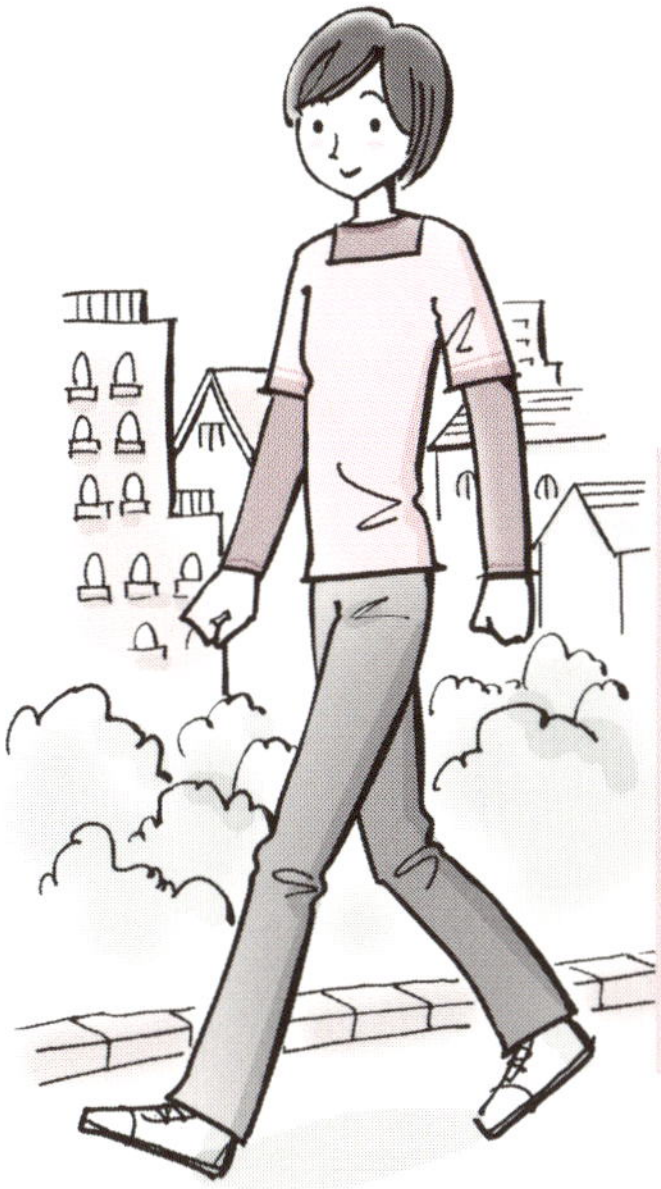

症状がやわらげば、「できない」と思っていたことができるようになる。社会復帰もできる

効果が薄い

線維筋痛症の症状は一人ひとり大きく違い、薬の効果や副作用の現れ方もそれぞれ異なる。効果を実感できるまでに時間がかかることもある

ここであきらめない!

あきらめてしまうと……

「どこを受診しても無駄」「私には効く薬はない」などとあきらめてしまうと、症状が長引き、生活の質が低下してしまう

生活の質が低下

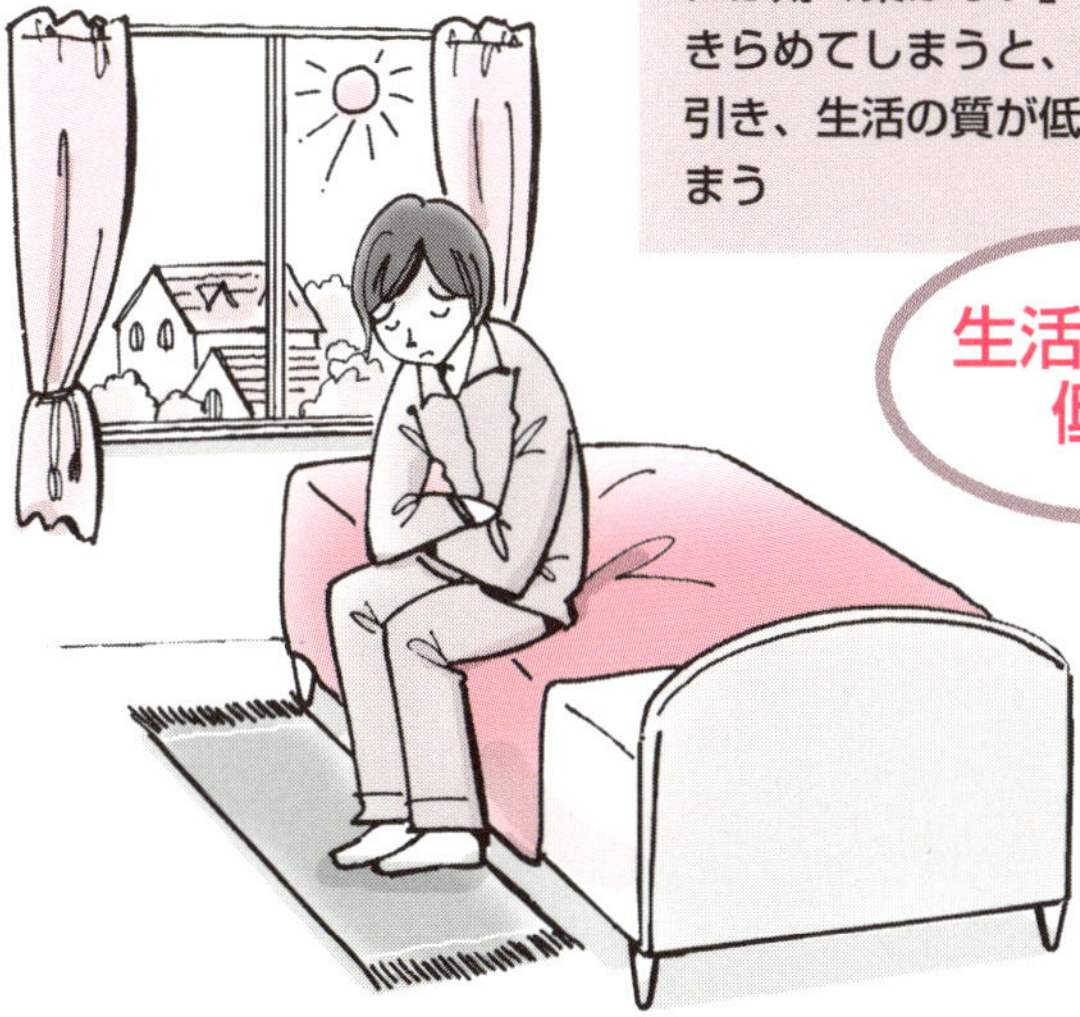

じっと閉じこもっていると筋肉が衰えやすい。「動かない」ことで「動けない」状態になってしまう

COLUMN

新たな診断基準も検討されている

▼線維筋痛症活動性評価票の考え方

痛みの評価　**WPIポイント□点**

全身を19の範囲に分けて、そのうち何ヵ所に痛みがあるかを確認。痛みがある箇所の数がWPI（wide-spread pain index: 広範囲疼痛指標）のポイントになる。最大19点

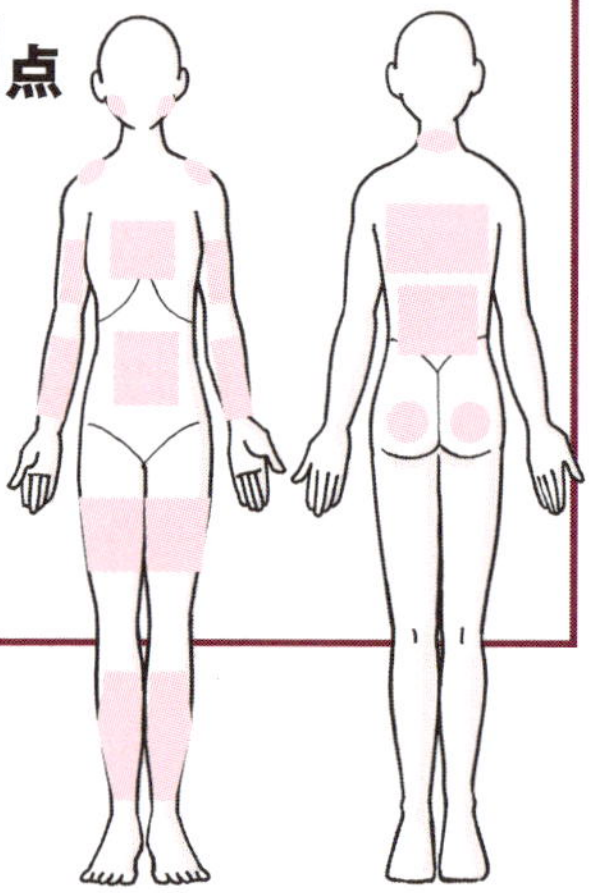

＋

その他の症状の評価　**SSポイント□点**

痛み以外の症状の数や重さを点数化し、SS（symptom severity: 症候重症度）のポイントとする。具体的な症状や程度の分け方は、施設ごとに設定する。最大12点

↓

WPIポイントとSSポイントの合計が13点以上を線維筋痛症の診断の目安とする

痛み以外の症状を加味した診断法

日本で線維筋痛症の診断基準として広く用いられているのは、ACR1990（→21ページ）です。一方で、アメリカリウマチ学会が新たに発表した基準（ACR2010、ACR2011）をもとに、「線維筋痛症活動性評価票」を用いることも提案されています。

新たに提案されている各種診断法とACR1990との違いは、痛み以外の症状も診断の参考にする点です。いずれも検討中の段階ですが、線維筋痛症がさまざまな症状をもたらすこと、患者さんによって症状の現れ方が違うことを考慮しながら、診断法についても日々、研究改良が進められているのです。

2

なぜそんなに痛むのか

線維筋痛症の場合、「足が痛い」「手が痛い」からといって、
痛みのある箇所に異常がみつかるわけではありません。
それでも痛みが続くのは、「足が痛い」「手が痛い」という
感覚を司る脳の働きに問題が生じているからだと、
考えられています。痛みに対応していくために、
痛みという感覚が生じるメカニズムを理解しておきましょう。

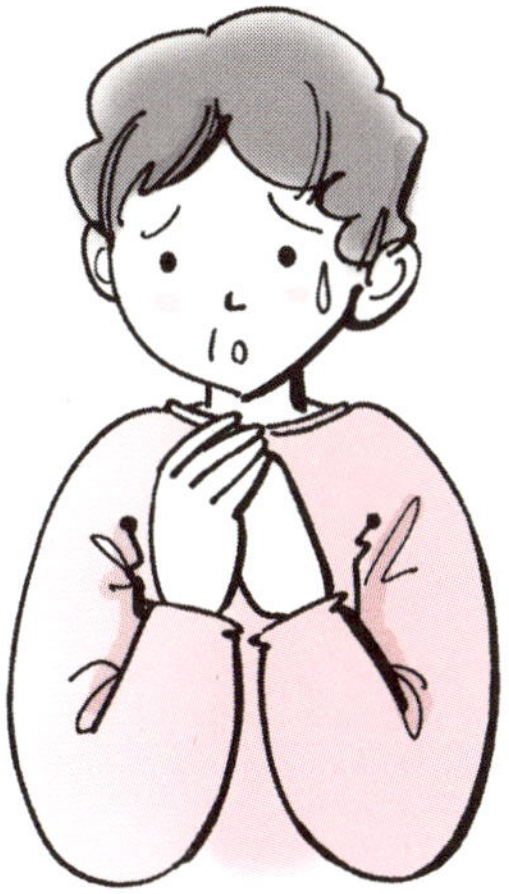

ケース
②
無理解

わかってもらえない。でも痛い！

痛みに苦しむ患者さんにとって、周囲からの理解のない言葉や疑いのまなざしほどつらいものはありません。多くの患者さんが、今も厳しい状況におかれています。

Aさん
40代女性

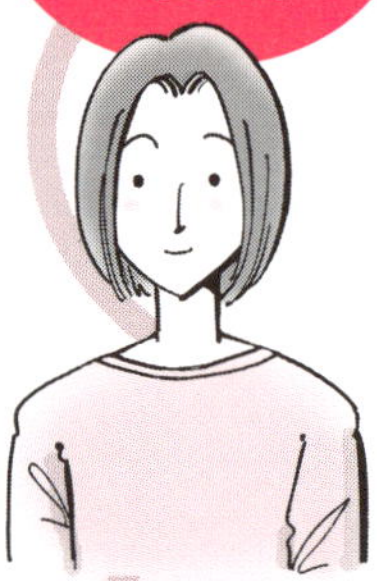

　病院で「異常なし」とされた私に対する周囲の目は冷ややかでした。「また仮病？」と面と向かって言われることもありました。家庭の事情で親に頼れなかった私は、痛みを隠して仕事につき、縁あって結婚しました。

　やさしい人に思えた夫でしたが、いっしょに暮らすうちに私への不満がたまっていったようです。互いに不信感が募り、結局、離婚しました。

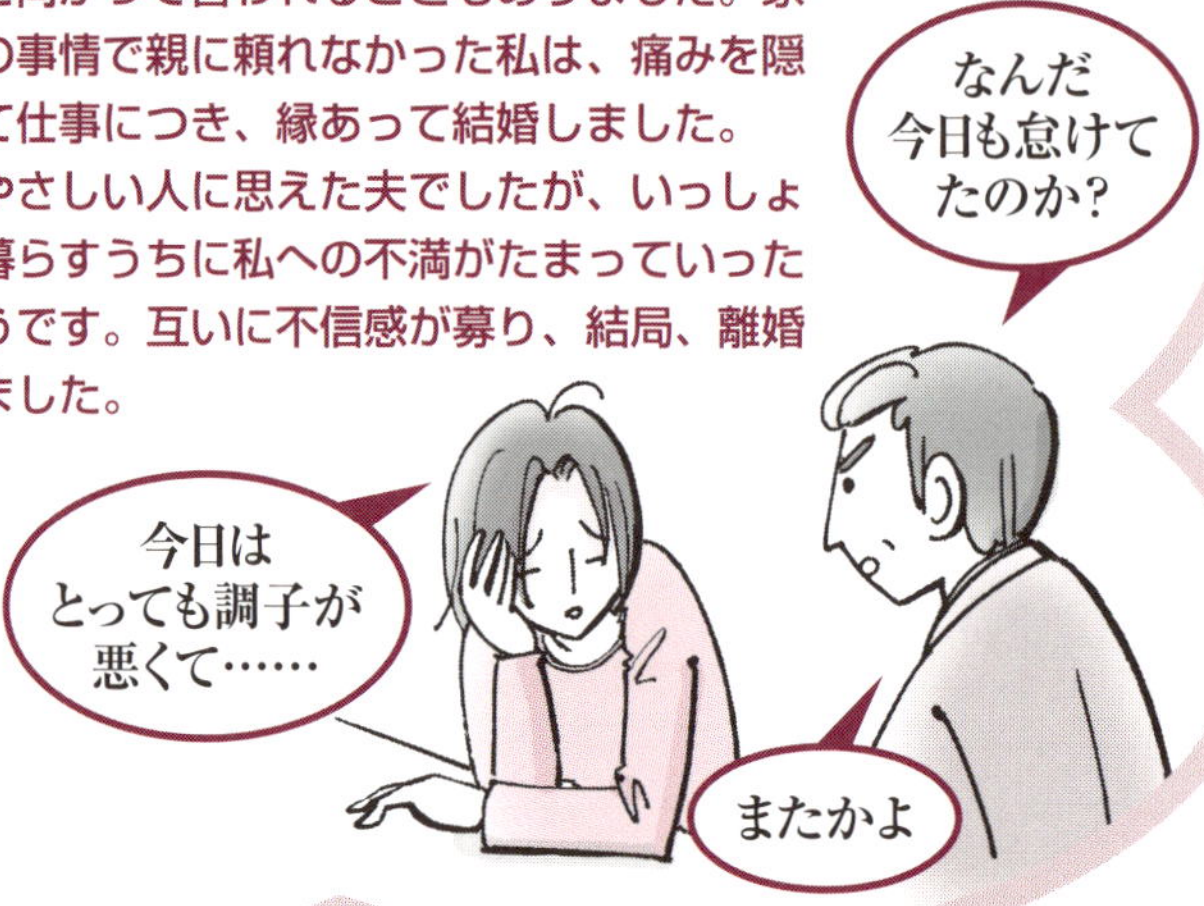
なんだ
今日も怠けてたのか？
今日は
とっても調子が
悪くて……
またかよ

体調の波も強い痛みも、夫はまったく理解していなかった

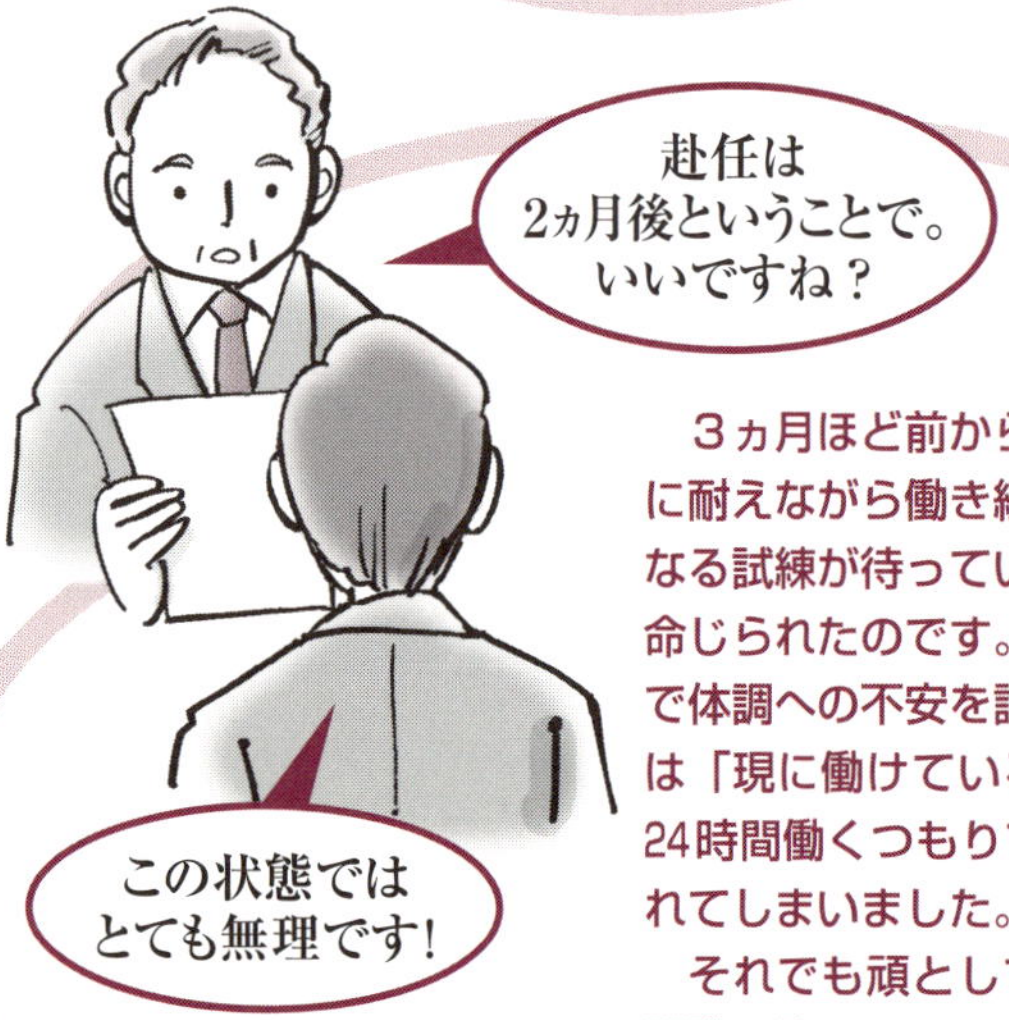
赴任は
2ヵ月後ということで。
いいですね？
この状態では
とても無理です！

体調への配慮はまったくなかった

Bさん
40代男性

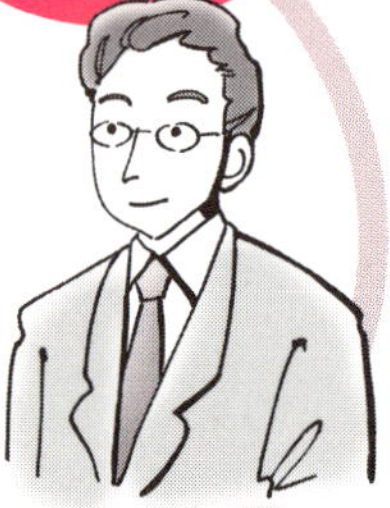

　３ヵ月ほど前から始まった全身の痛みに耐えながら働き続けてきた私に、さらなる試練が待っていました。海外勤務を命じられたのです。診断書も出したうえで体調への不安を訴えましたが、上司には「現に働けているのだから問題ない。24時間働くつもりでがんばれ！」と言われてしまいました。

　それでも頑として応じなかった私は、閑職に追いやられました。仕事量が減りホッとした面はありましたが、暗に「働けない奴は辞めろ」と言われているような気もしました。

Cさん 50代女性

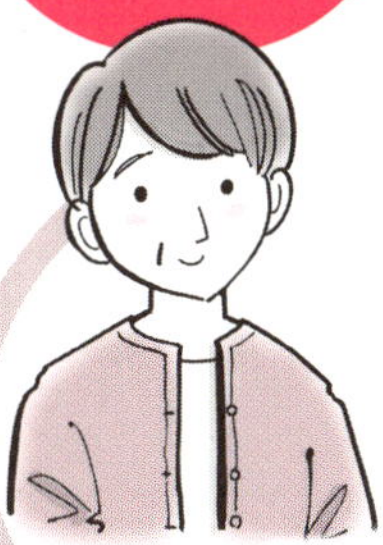

原因不明の激痛に苦しむ私の様子をみて、「線維筋痛症かもしれない」と指摘してくれたのは、うつ病の夫が通院している精神科の医師でした。痛みのために眠れない日が続いていた私は、睡眠薬をもらおうと思い、夫といっしょに受診したのです。

その医師に紹介された医療機関でさまざまな検査を受けた結果、線維筋痛症と、自己免疫疾患の一種で、目や口の乾燥がひどくなるシェーグレン症候群が合併した状態だとわかりました。さまざまな不快症状に苦しめられましたが、傍目《はため》にはわからないのがつらいところでした。

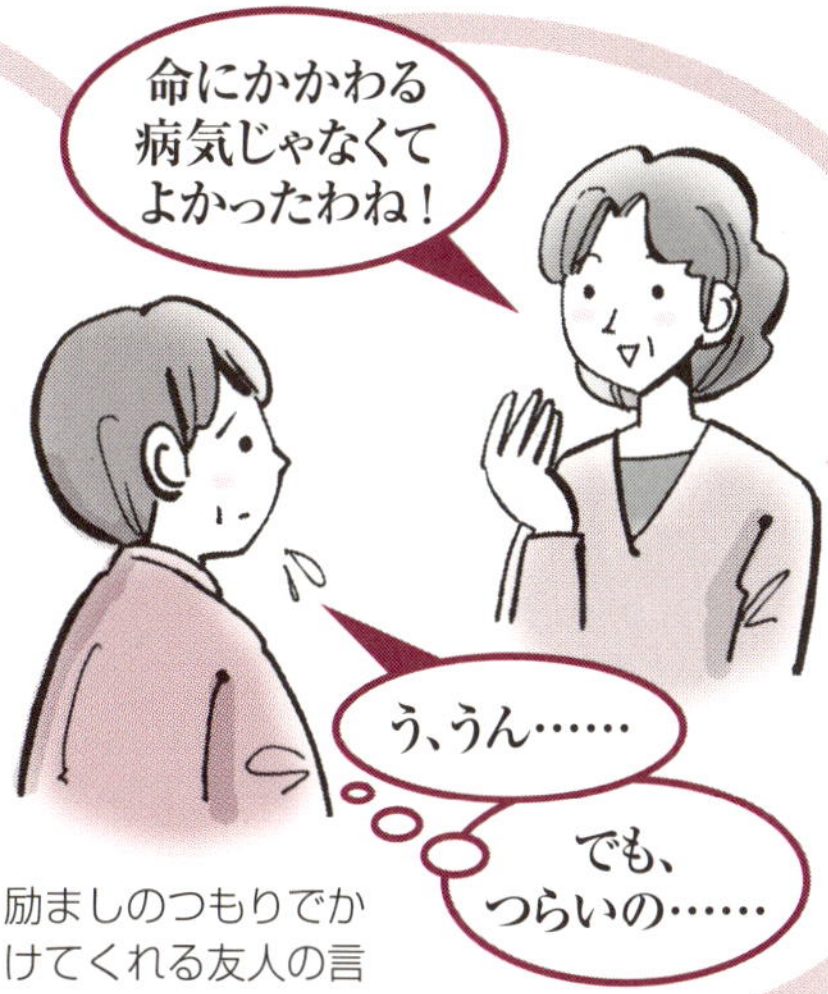
命にかかわる
病気じゃなくて
よかったわね！
う、うん……
でも、
つらいの……

励ましのつもりでかけてくれる友人の言葉も、素直に受けとめにくかった

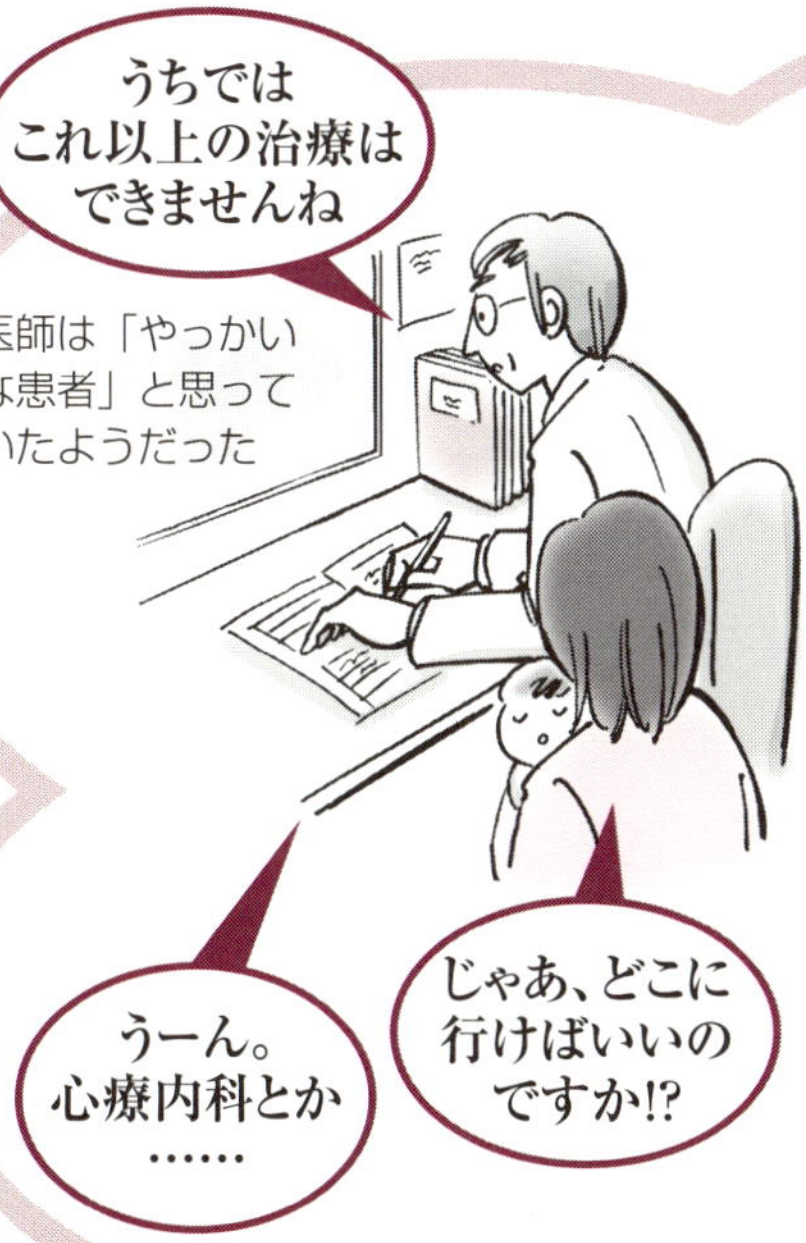
うちでは
これ以上の治療は
できませんね
うーん。
心療内科とか
……
じゃあ、どこに
行けばいいの
ですか!?

医師は「やっかいな患者」と思っていたようだった

Dさん 30代女性

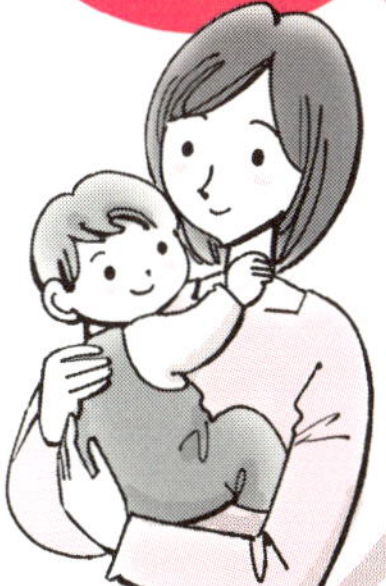

腰や手足の痛みに苦しんだ妊娠生活でしたが、無事、出産の日を迎えました。これでようやく自分の治療が始められます。さっそく詳しい検査を受けたところ、疑われていたリウマチではないことが判明。「リウマチの薬を使えば治る」と信じていたのに……。

整形外科にかかるようになりましたが、手足のこわばりや疲労感は増すばかりです。受診先の医師はお手上げの様子で、私の目をみようともしなくなりました。

数ヵ月のうちに痛みは広がり、おしりから頭まで、ねじあげられるような激痛が走って座れなくなってしまいました。子どもの世話もできない状態になっていったのです。

痛みの程度

線維筋痛症の痛み度は飛び抜けて高い

線維筋痛症の患者さんが感じている痛みは、骨折時の痛みに匹敵するほど強いことがわかっています。患者さんの訴えは、決して大げさではないのです。

痛みの程度はくらべられる

痛みは主観的なもので、客観的にその程度を知ることはできないと思われがちです。しかし、近年は痛みの程度を測る装置もあり、より客観的に評価できるようになってきています。

客観的な評価

痛みの程度を測定する装置(ペインビジョン)を用いて、その人が感じている痛みがどの程度かを数値化する。測定装置を導入している医療機関は限られている

主観的な評価

痛みを感じている人自身が、これまでに経験した痛みと比較して、現在の痛みがどの程度かを示す。一般的な医療機関で広く用いられている方法

一致するとは限らない

客観的な評価による痛みの程度と、主観的な評価による痛みの程度は、必ずしも一致しない

「自分の感覚」がものさしになる

主観的な尺度としては、数値的評価スケール(NRS)や、視覚的評価スケール(VAS)、フェイススケールなどがあります。

● NRS (Numeric Rating Scale)

今現在の痛みはどの程度か、数値で示す

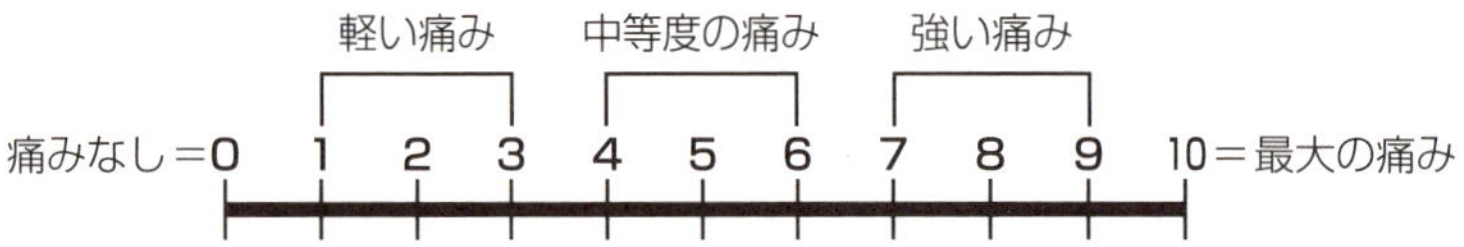
軽い痛み
中等度の痛み
強い痛み
痛みなし＝0
1
2
3
4
5
6
7
8
9
10＝最大の痛み

● VAS (Visual Analogue Scale)

痛みなしを0、これ以上はないくらいの痛みを100とする100mmの直線上、現在の痛みがどのあたりかを指し示す

●フェイススケール

笑い顔から泣き顔まで、6種類の顔の表情から、自分の状態に近いものを選ぶ

ペインビジョンという装置を使って測定する

痛みを感じていても、電気の刺激が加わり、それが徐々に増えていくと、脳は痛みより電気の刺激感覚を強く感じるようになります。ペインビジョン（PainVision®）はこの原理を応用した装置。患者さんが感じている痛みと同程度と感じる電気刺激量を「痛み度」として算出します。

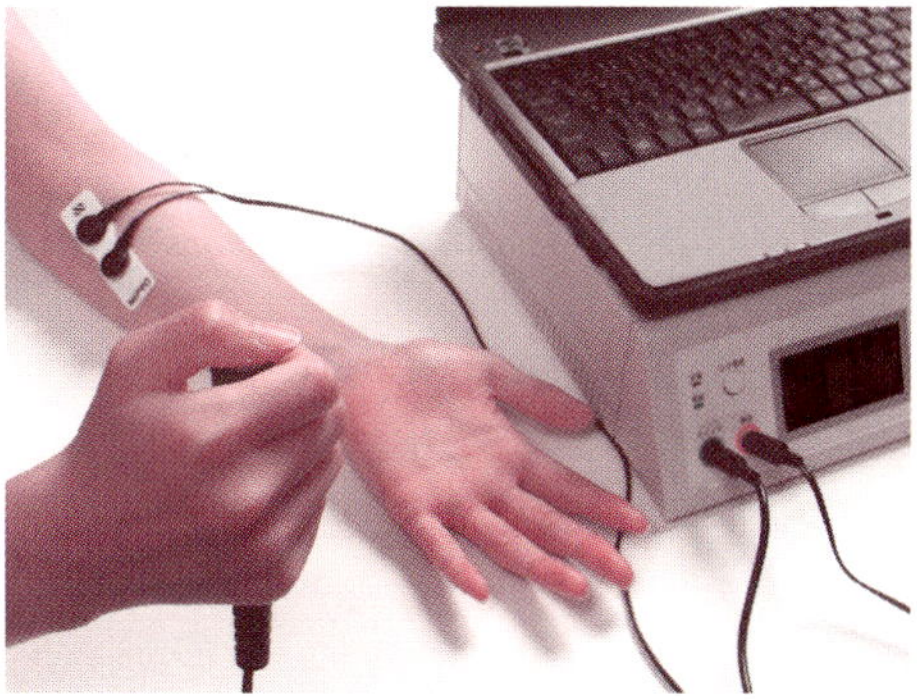

腕などに貼った電極から弱い電気を送り、徐々に電圧を高めていく。痛みが強いほど、痛みを上回る感覚を与える電気刺激量は大きくなる

治療すべき痛みが確かに存在している

痛みは共有しにくい感覚です。そのため、線維筋痛症の患者さんは、周囲の人に厳しい視線を向けられることが少なくありません。「注目されたいから『痛い』と言っているのだろう」「ヒステリー（転換性障害）だ」などと思われてしまうこともあります。

しかし、線維筋痛症の患者さんが感じている痛みがどれほど強いものかを知れば、周囲の目は変わるに違いありません。

治療すべき痛みは確かにあるのです。

▼客観的な評価による痛み度

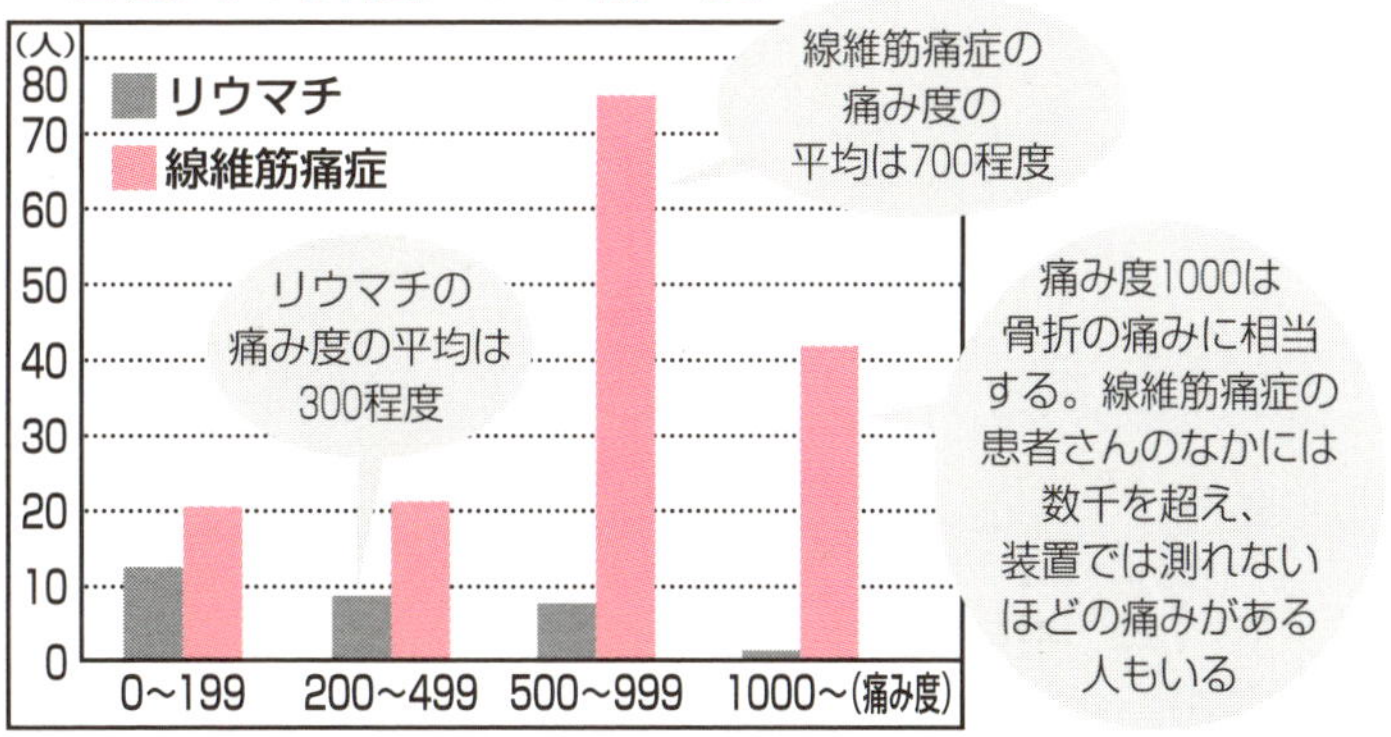
(人)
80
70
60
50
40
30
20
10
0
リウマチ
線維筋痛症
0～199
200～499
500～999
1000～(痛み度)
線維筋痛症の痛み度の平均は700程度
リウマチの痛み度の平均は300程度
痛み度1000は骨折の痛みに相当する。線維筋痛症の患者さんのなかには数千を超え、装置では測れないほどの痛みがある人もいる

▼主観的な評価による痛み度

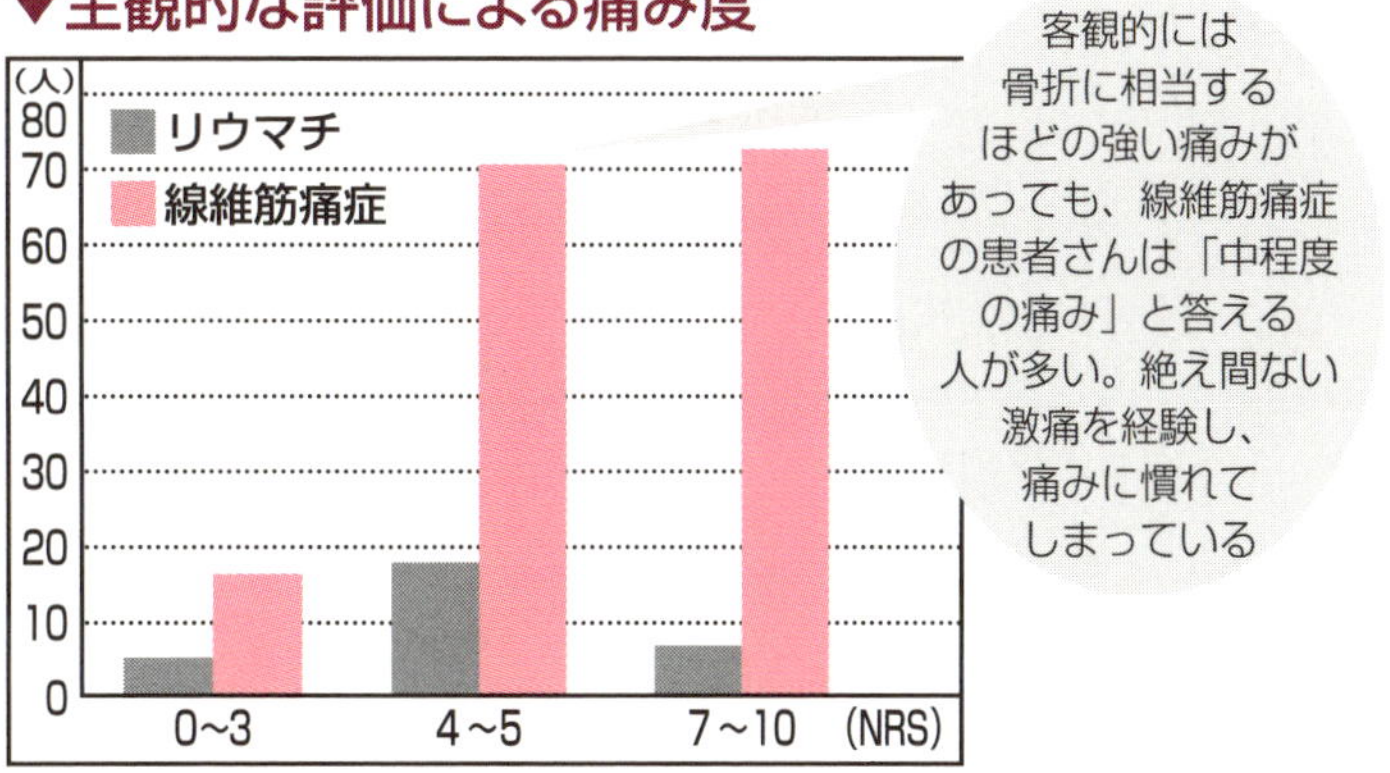
(人)
80
70
60
50
40
30
20
10
0
リウマチ
線維筋痛症
0～3
4～5
7～10
(NRS)
客観的には骨折に相当するほどの強い痛みがあっても、線維筋痛症の患者さんは「中程度の痛み」と答える人が多い。絶え間ない激痛を経験し、痛みに慣れてしまっている

（岡寛：臨床リウマチ 26(3)：45-50, 2014 による）

痛みのしくみ

脳の誤作動で激しい痛みが起きる

骨折に相当するほどのひどい痛みがありながら、痛みのある部位には異常がみつからない線維筋痛症。問題は痛む部位ではなく、痛みを感じる「脳」に起きていると考えられています。

慢性疼痛の3タイプ

慢性的な痛み（慢性疼痛）は、その原因によって大きく3つのタイプに分けられます。ただし、非器質性疼痛と神経障害性疼痛の区別は難しい面もあります。

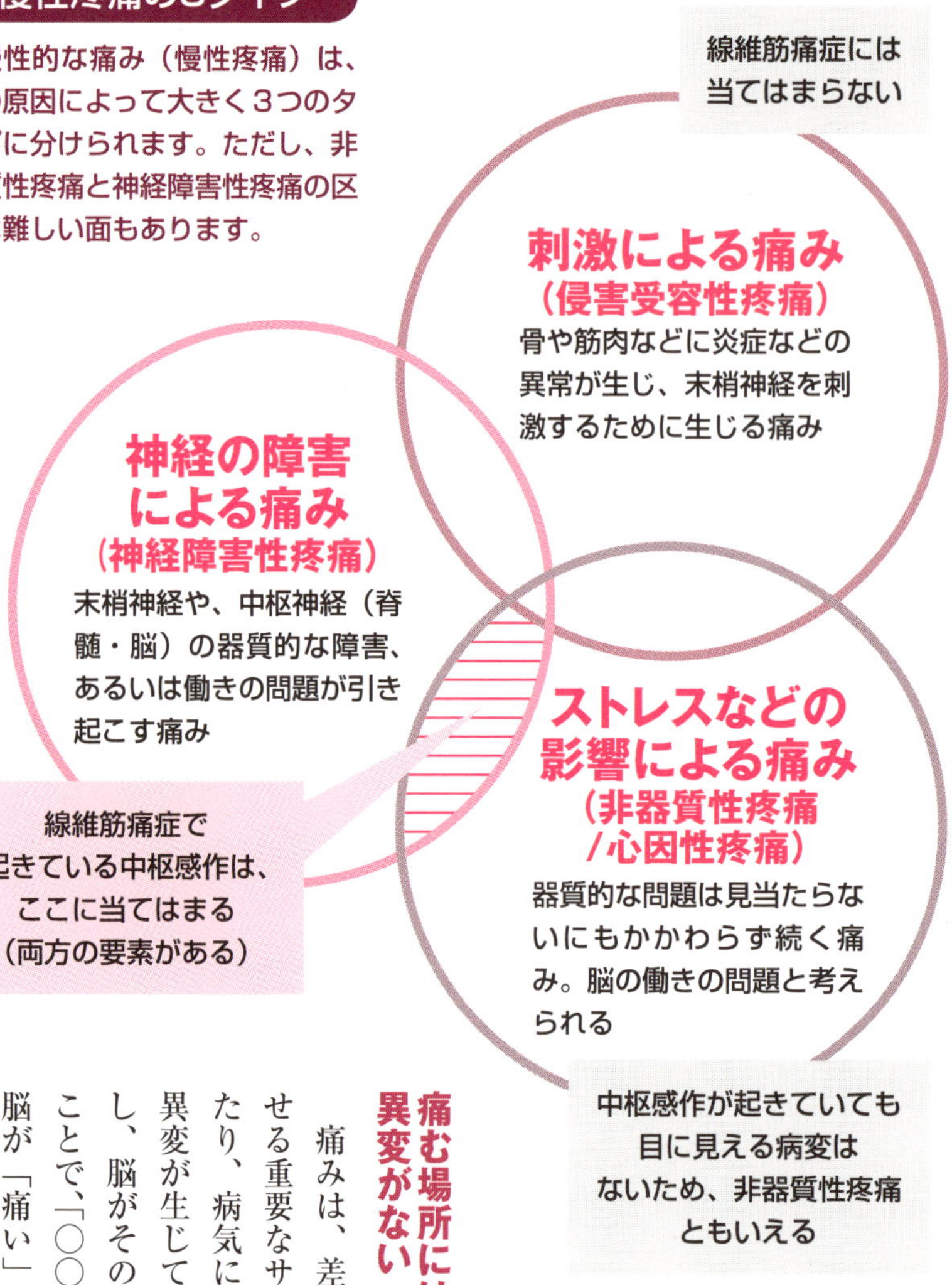

線維筋痛症には当てはまらない
刺激による痛み（侵害受容性疼痛）
骨や筋肉などに炎症などの異常が生じ、末梢神経を刺激するために生じる痛み
神経の障害による痛み（神経障害性疼痛）
末梢神経や、中枢神経（脊髄・脳）の器質的な障害、あるいは働きの問題が引き起こす痛み
ストレスなどの影響による痛み（非器質性疼痛／心因性疼痛）
器質的な問題は見当たらないにもかかわらず続く痛み。脳の働きの問題と考えられる
線維筋痛症で起きている中枢感作は、ここに当てはまる（両方の要素がある）
中枢感作が起きていても目に見える病変はないため、非器質性疼痛ともいえる

器質的な問題：検査画像などで明らかな異常がみられる状態

痛む場所には異変がない

痛みは、差し迫った危険を知らせる重要なサインです。けがをしたり、病気になったりしたとき、異変が生じている部位が信号を発し、脳がその信号をキャッチすることで、「○○が痛い」と感じます。

脳が「痛い」と感じるからこそ、私たちは「放っておいてはダメだ」

中枢感作が起きている

　脳に刻まれた痛みの記憶が再現されやすくなっている状態を、中枢感作といいます。線維筋痛症の痛みにも大きく影響しています。
　さまざまな痛みが中枢感作の引き金になります。

痛みの経験
交通事故による大けが、手術、炎症のくり返しなどによる強い痛み

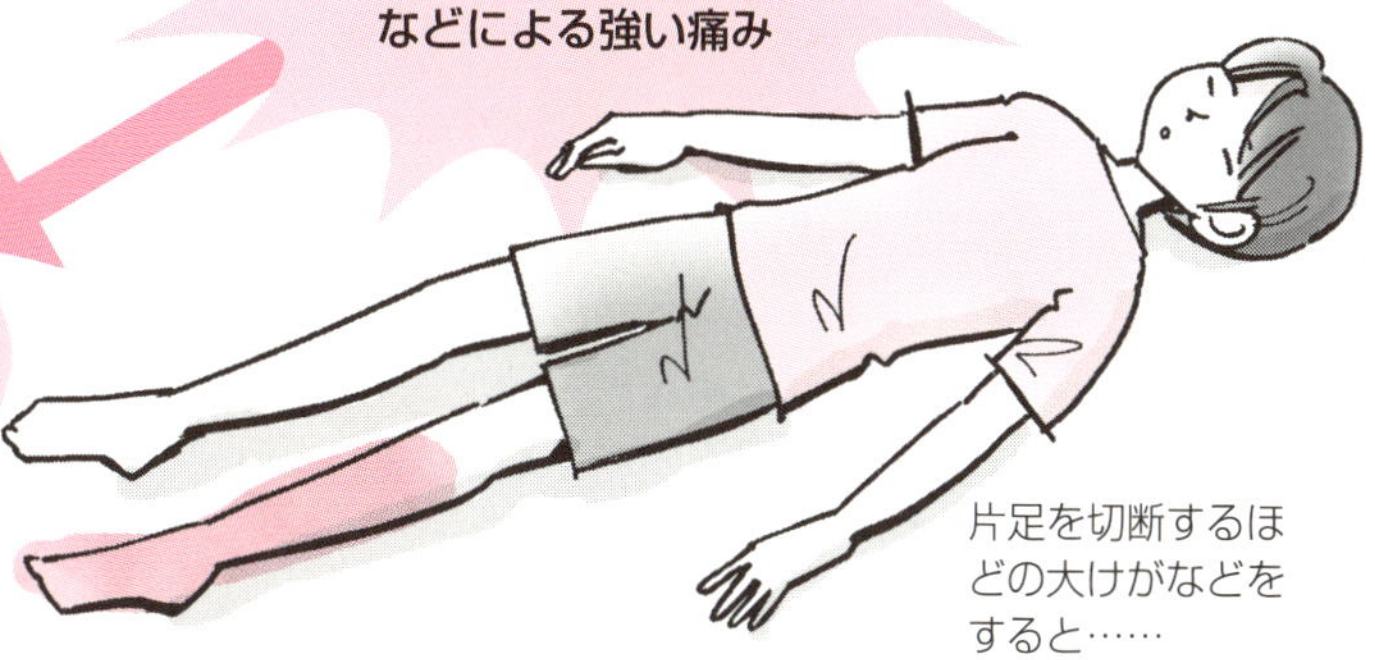

片足を切断するほどの大けがなどをすると……

脳に痛みの記憶が刻まれる

↓

なんらかの刺激を受ける

環境の変化や過労、感情を強く刺激するような出来事など

↓

痛みが再現される
わずかな刺激をきっかけに、脳が記憶していた「痛みの感覚」を再現するため、痛みを感じる部位の傷はすでに癒えていても、「痛い」と感じてしまう

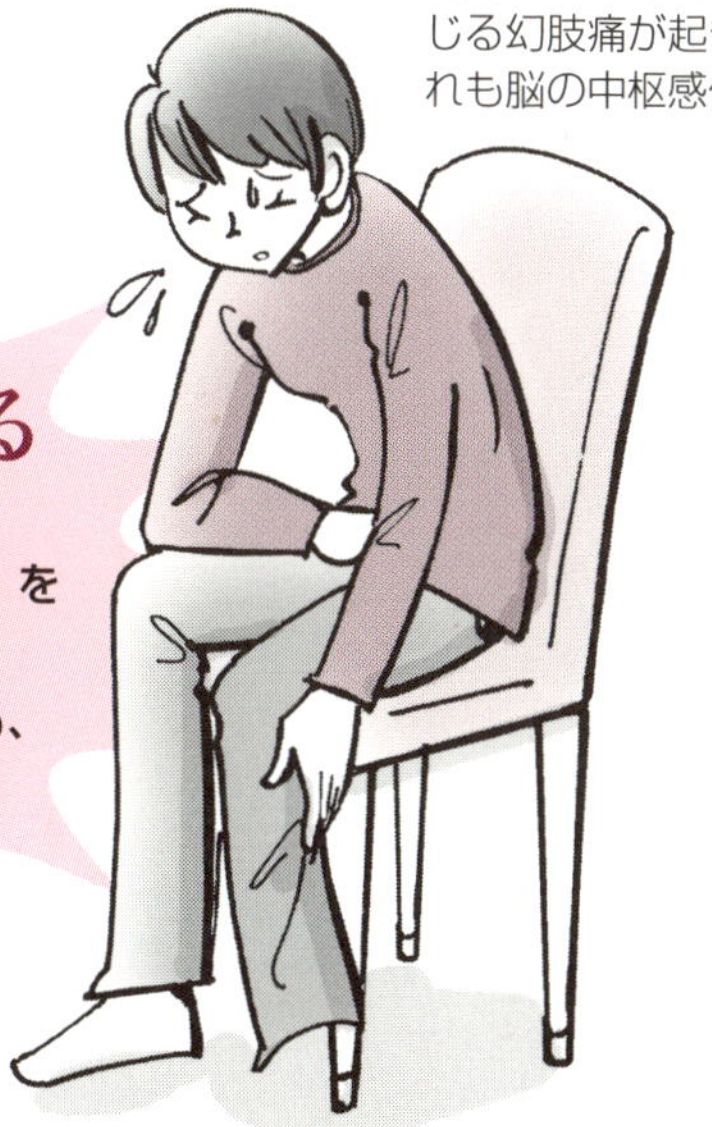

切断されてなくなった足の痛みを感じる幻肢痛が起きることがある。これも脳の中枢感作によるもの

「治療しよう」と気づけるのです。
　ところが、線維筋痛症の場合、差し迫った危険といえるような異変は、痛みを感じる部位には起きていません。脳の誤作動で、「痛い！」という感覚が生じているのだと推測されています。

痛みのしくみ

痛み感覚のアクセル、ブレーキが故障中

脳が痛みを感じるときに働く経路には、痛みの感覚を強めるアクセル系の経路と、抑制するブレーキ系の経路があります。アクセルやブレーキの故障は激痛につながります。

軽い刺激でも痛みが起きやすい

痛みは、脳の神経細胞が電気信号をキャッチして感知することで生まれる感覚です。痛みにかかわる経路には、神経細胞を興奮させて痛みの感覚を生じさせるアクセル系の経路と、神経細胞の興奮を抑える指示を伝えていくブレーキ系の経路があります。

アクセル系の経路が過剰に働いたり、ブレーキ系の経路の働きが低下したりすると、神経細胞の興奮が高まりやすくなります。わずかな刺激にも強い痛みを感じるようになるうえ、痛みが静まりにくくなります。線維筋痛症で起きているのは、まさにこうした変化なのです。

アクセルが過剰！

アクセル系（興奮経路）

神経細胞の興奮は、末梢神経、脊髄、延髄、中脳、視床下部を経て、大脳皮質へと伝わっていく

神経系は神経細胞の集まり。神経伝達物質など、微量の物質を受け取ることで神経細胞が興奮し、情報が伝達される

▼神経細胞の構造

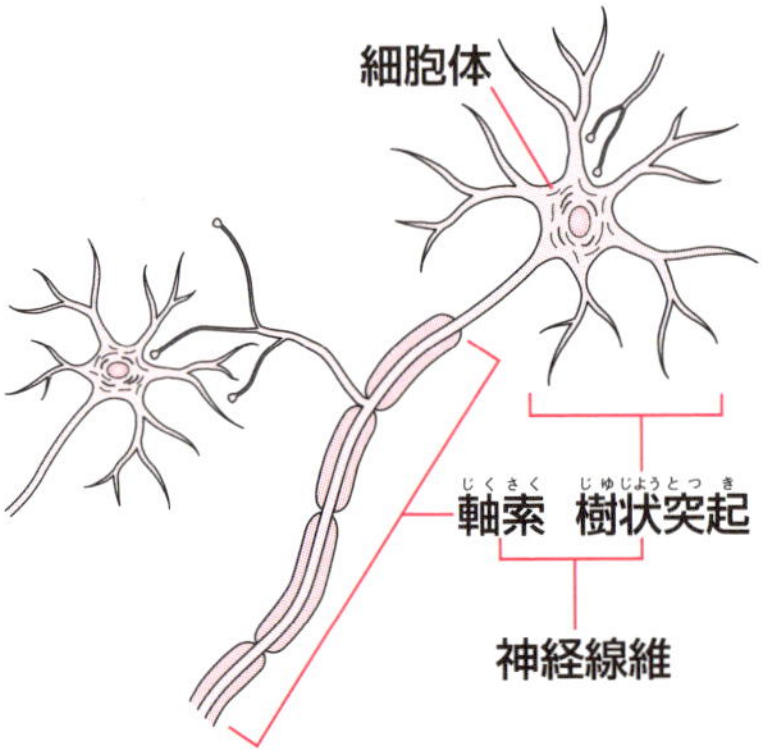

痛みの経路に異常あり

末梢に異常がないのに、脳に刻まれた痛みの記憶が再現され続ける背後には、痛み感覚を強めるアクセル系の経路と、弱めるブレーキ系の経路の異常があります。

激しい痛み

風に当たる、手がそっと触れるなど、通常では痛みを起こさないような刺激でも痛みが起こる状態はアロディニアと呼ばれる

ブレーキ系（下行性疼痛抑制経路）

脳から脊髄へ、神経伝達物質のセロトニン、ノルアドレナリンが放出されることでブレーキがかかり、痛み情報の伝達が抑制される

ブレーキが利かない！

セロトニンやノルアドレナリンは気分にかかわる神経伝達物質。うつ病ではセロトニンが極度に低下している

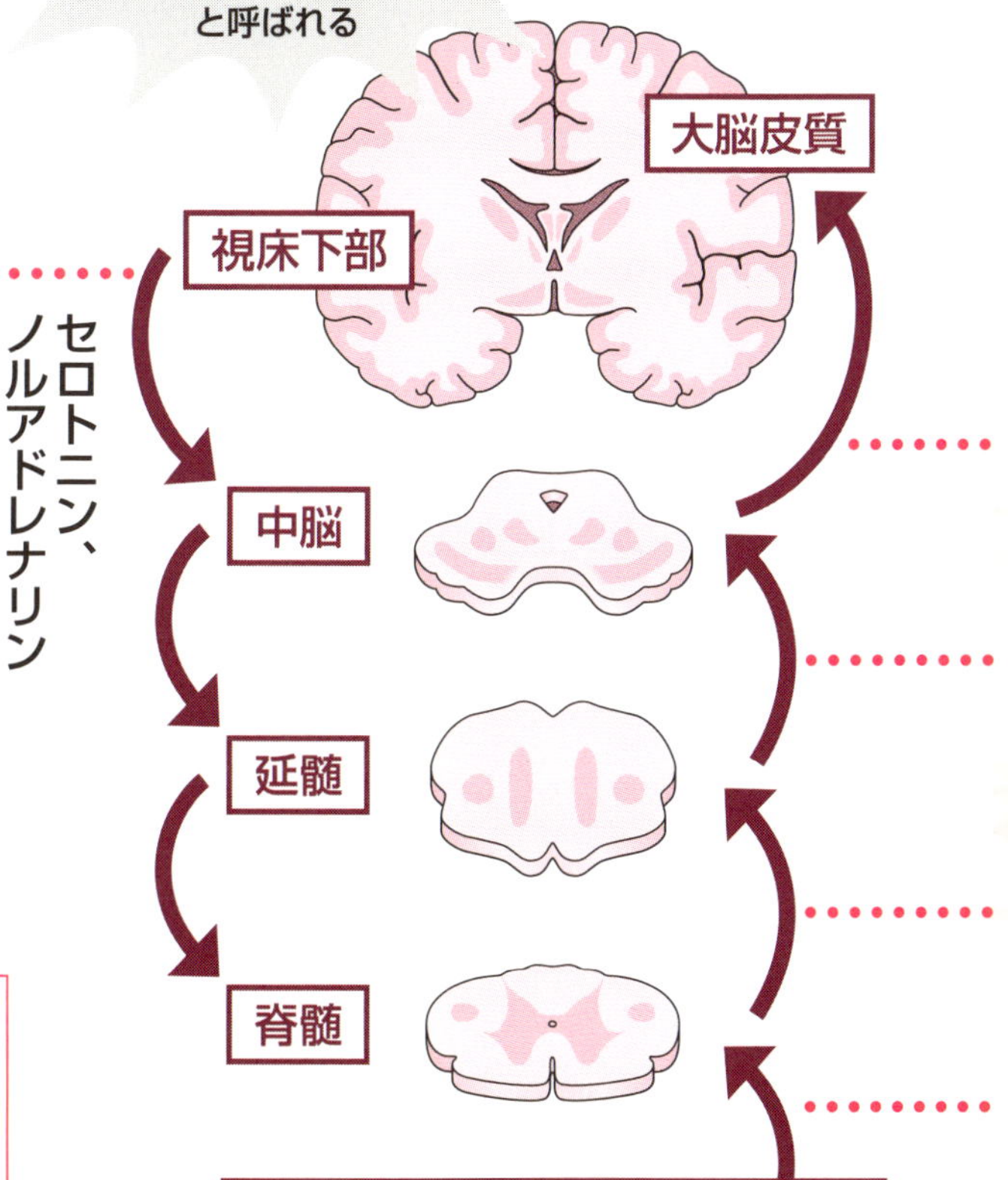

大脳皮質
視床下部
セロトニン、ノルアドレナリン
中脳
延髄
脊髄

末梢

脊髄から体の各部位に伸びている末梢神経が、刺激をキャッチする。感覚を伝える知覚神経には３つのタイプがある

- Aβ《エーベータ》線維：接触や圧迫感を伝える
- Aδ《エーデルタ》線維：瞬間的で鋭い痛みを伝える
- C線維：刺激からやや遅れて生じる鈍い痛みを伝える

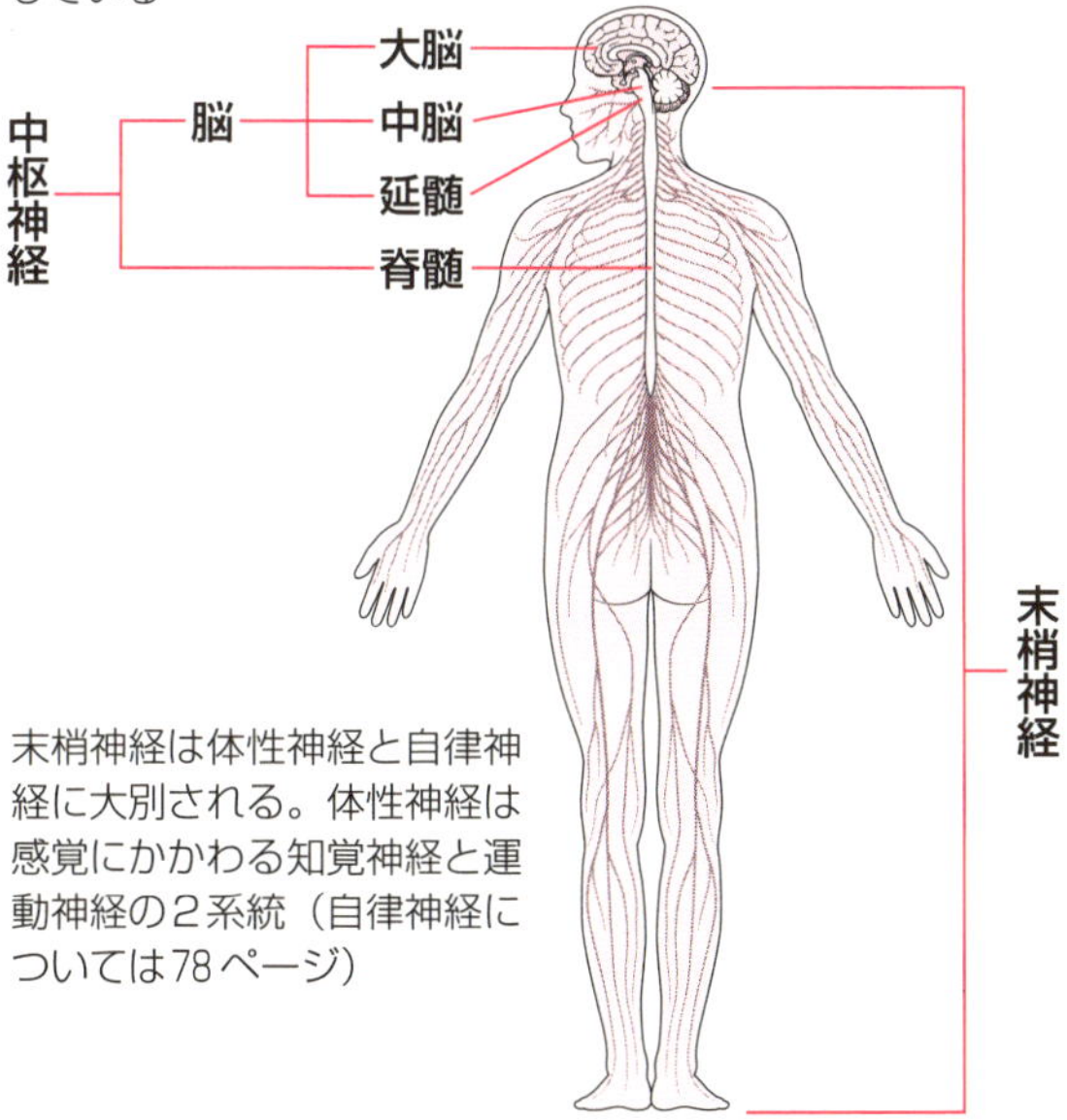

中枢神経
脳
大脳
中脳
延髄
脊髄
末梢神経

末梢神経は体性神経と自律神経に大別される。体性神経は感覚にかかわる知覚神経と運動神経の２系統（自律神経については78ページ）

発症のしかた

心身の強いストレスが引き金になる

線維筋痛症が発症するしくみは、完全にはわかっていません。けれど多くの場合、引き金となるような出来事があります。強いストレスが発症に関係していると考えられています。

ストレスが続くと発症しやすくなる

身体的、あるいは精神的にストレスがかかった状態が続いていると、線維筋痛症が発症しやすくなると考えられています。

身体的なストレス

●病気　●外傷
●手術
●不規則な生活、過労などによる疲労の蓄積
●出産、妊娠、更年期障害

精神的なストレス

●離婚、死別、別居など配偶者との関係の変化
●就職、転職、解雇など仕事上の環境の変化
●経済的困窮
●虐待、いじめなど

ストレスが引き起こす変化

ストレスを感じている状態では、体の活動性を高める交感神経の働きが強くなります（→78ページ）。筋肉はぎゅっと引き締まってかたくなり、血管が収縮して血流が滞りがち。末梢神経を刺激する物質がたまり、痛みを感じやすくなったりします。

痛みにより、さらに交感神経がたかぶり、二次的な血流障害が起きるという悪循環も生じがちです。

発症のきっかけはあっても原因ではない

「交通事故のせいだ」「歯科治療を受け、歯を抜いたあとからおかしい」など、線維筋痛症が発症したきっかけが思い浮かぶという患者さんも少なくないでしょう。

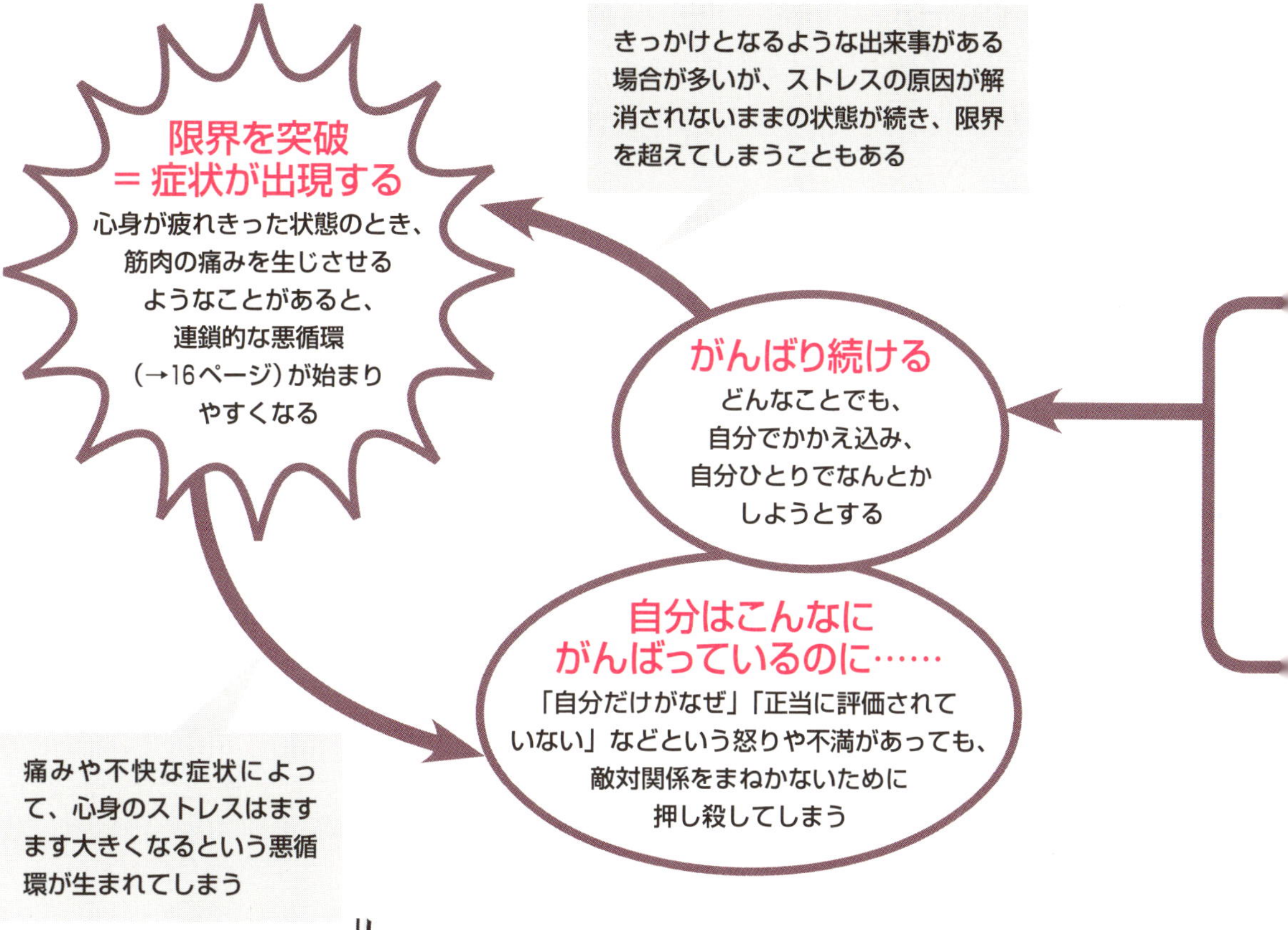
きっかけとなるような出来事がある場合が多いが、ストレスの原因が解消されないままの状態が続き、限界を超えてしまうこともある
限界を突破
＝症状が出現する
心身が疲れきった状態のとき、筋肉の痛みを生じさせるようなことがあると、連鎖的な悪循環（→16ページ）が始まりやすくなる
がんばり続ける
どんなことでも、自分でかかえ込み、自分ひとりでなんとかしようとする
自分はこんなに
がんばっているのに……
「自分だけがなぜ」「正当に評価されていない」などという怒りや不満があっても、敵対関係をまねかないために押し殺してしまう
痛みや不快な症状によって、心身のストレスはますます大きくなるという悪循環が生まれてしまう

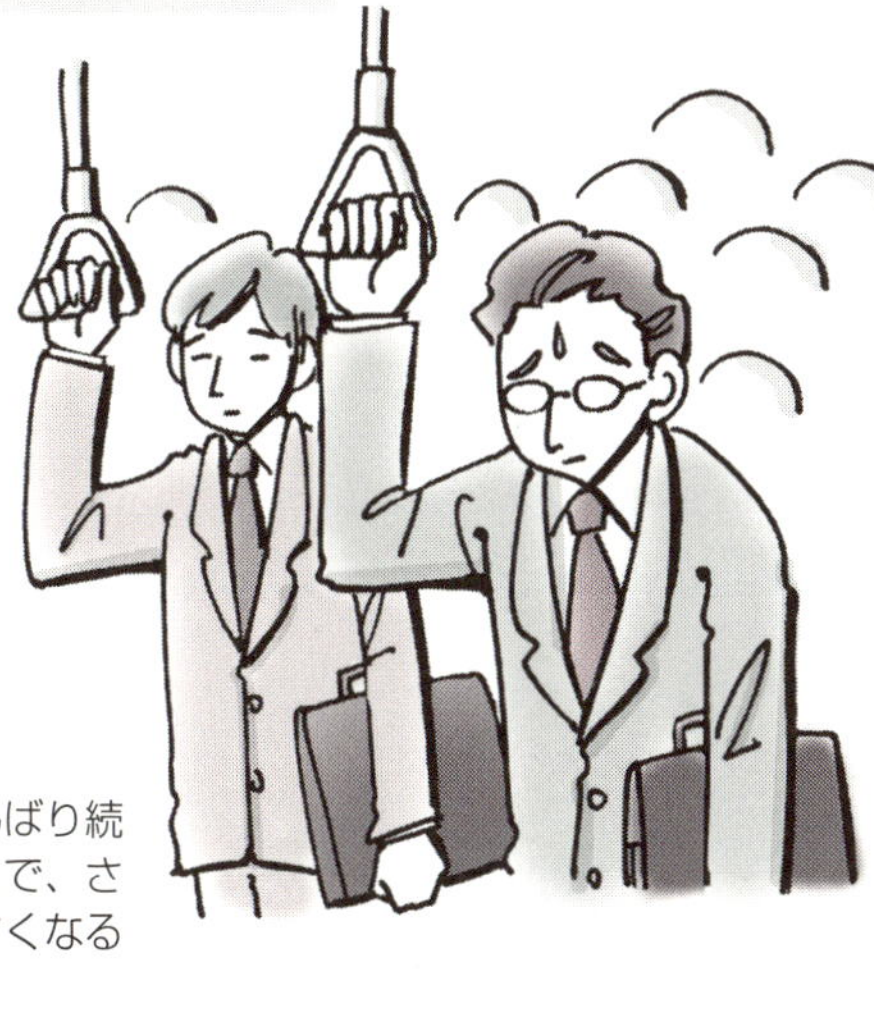
つらくてもがんばり続けてしまうことで、さらに悪化しやすくなる

しかし、そうした出来事そのものが、直接、線維筋痛症の原因になるわけではありません。心身にストレスがかかった状態が続いていたところに痛みを引き起こすような経験が重なり、心身が許容できる限界を超えることで発症するのだと考えられます。

その意味では、「始まりはいつか」を明確に線引きすることはむずかしい病気といえます。

発症のしかた

「がんばり屋さん」ほどかかりやすい

線維筋痛症の患者さんには、性格や生き方の面で共通するところが多くみられます。総じてがんばり屋さん。「弱音なんか吐かないぞ」「休んでなんかいられない」と、無理を重ねがちです。

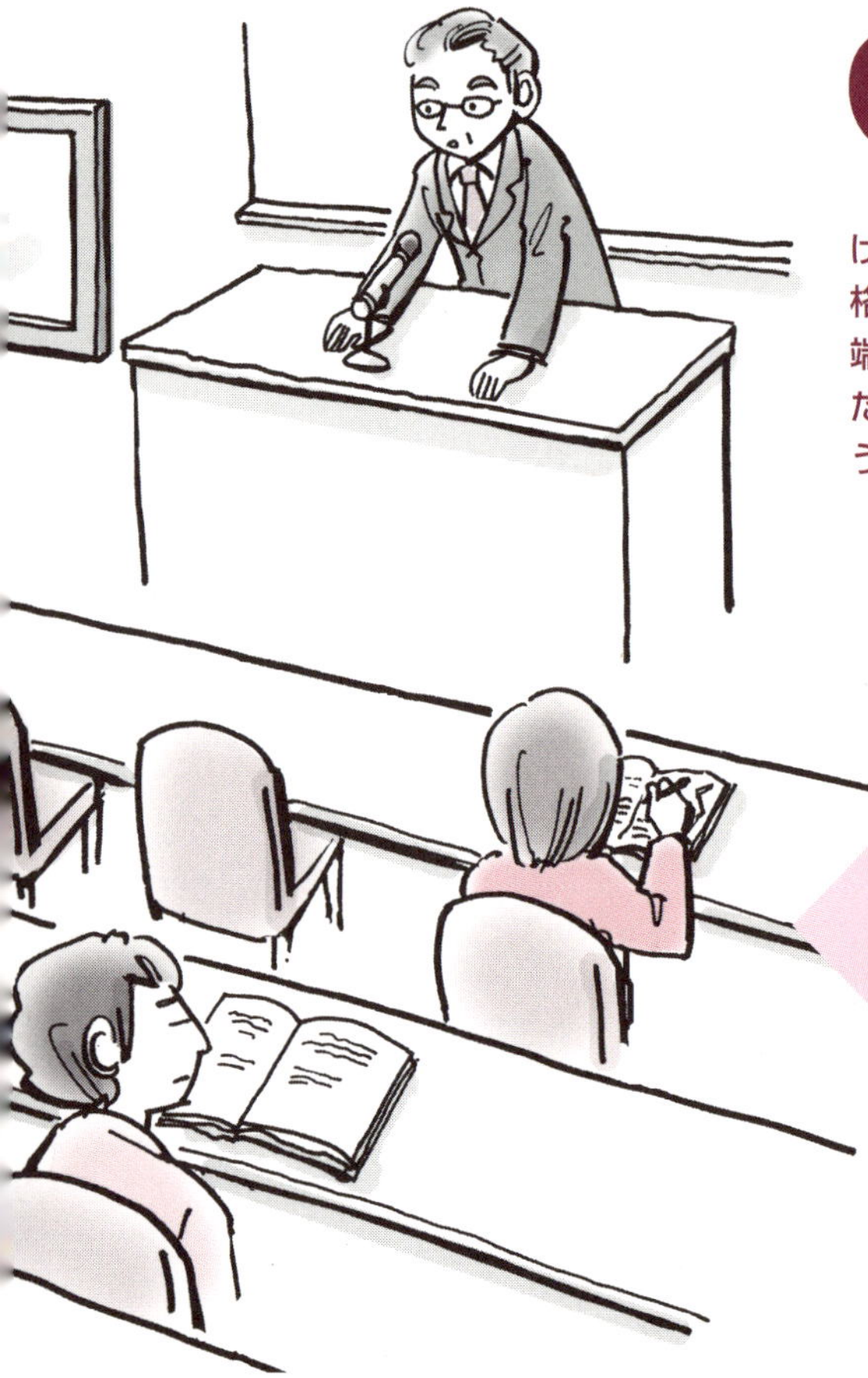

大教室で講義を受けるとしたら……

講義中に座る場所、講義を受ける態度などには、その人の性格やものごとへの取り組み方が端的に表れていそうです。あなたなら、どこに座り、どんなふうに過ごすでしょうか？

大教室の最前列に座り、先生の話すことをひと言ももらさず書きとめるタイプですか？

自分で自分を追い込んでしまう

「痛い、痛い」と訴える人に、「心が弱い」「甘えている」などと批判めいたことを言う人もいるかもしれません。けれど、そうした批判は、線維筋痛症の人にはまったく当てはまりません。むしろ、つらい状況が続いても決して逃げず、がんばり続けてしまう強い人こそ線維筋痛症になりやすいといえます。

心身にストレスがかかるような出来事は、否応なしに生じることも多いものです。そのとき、「こうしなければならない」と自分自身を追い込み、さらにストレスを強めてしまうことが、症状の出現に大きく影響するのです。

患者さんの性格傾向

きちんとしていること、何事も妥協せずに一生懸命に取り組むこと。そうした性格や生き方は、社会的には「美徳」といえるものです。しかし、本人は無理を重ねやすいという面があります。

- □凝り性で、熱中すると寝食を忘れて没頭しがち
- □まじめで几帳面。いい加減なことはいや
- □完璧主義で、妥協しない
- □「～しないと気が済まない」ので、納得のいくまでやり遂げる
- □趣味や遊びも全力投球。休みの日もスケジュールを詰め込んでいる
- □悲観的になりやすいが、弱音を吐かずにがんばり続ける

さて、あなたはどちらのタイプ？

高

線維筋痛症の発症危険度

低

- □飽きっぽく、ひとつのことが長続きしない
- □片づけが苦手で、失くしものが多い
- □なんでも「ま、いいか」と適当に済ませてしまう
- □なにに対してもこだわりが少ない
- □ダラダラしている時間が大好き
- □「なんとかなるさ」と楽観的

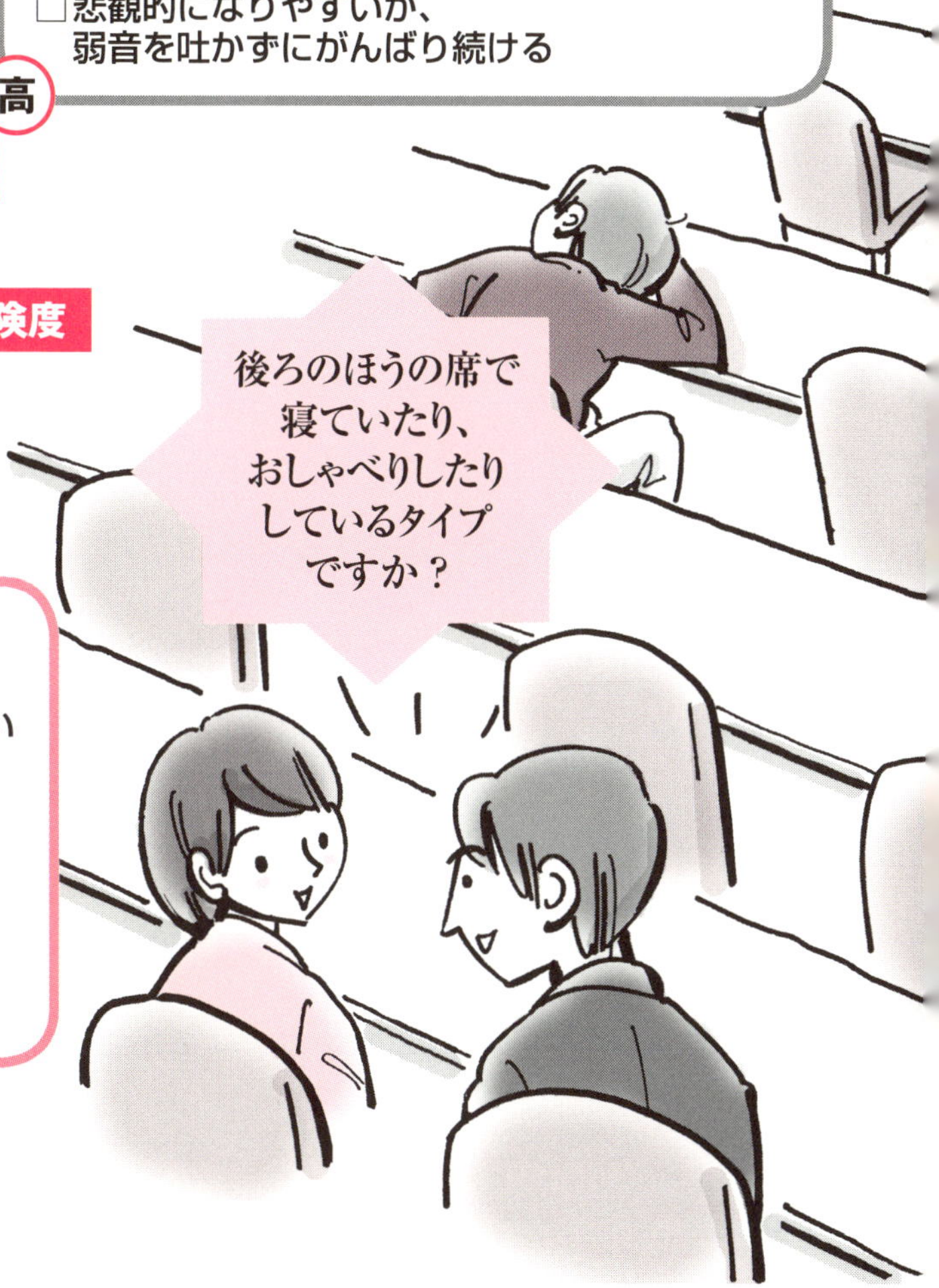
後ろのほうの席で寝ていたり、おしゃべりしたりしているタイプですか？

痛みに影響すること

さまざまな要因が痛みを左右する

症状の変動は、線維筋痛症でよくみられます。症状を左右する要因がなにかを知り、症状改善に働く要因を増やしていく取り組みを始めましょう。

コントロールが可能な要因もある

線維筋痛症の症状は一定ではありません。さまざまな要因が、症状の変動に影響しています。

そのなかには、天候のように自分自身ではコントロールできないものもあります。一方で、患者さん本人やまわりの人のふるまいや考え方など、コントロール可能な要因が、症状を左右することもあります。

とくに、患者さんを支える家族や身近な人は、病気への無理解や心ない言葉が、患者さんの痛みを増し、追い詰めてしまう要因になることを知っておかなければなりません。

適切な治療を受けることも大切

適切な治療を受けることも重要です。すべての症状を短期間のうちに解消することはむずかしくても、「少し改善してきた」と実感できれば、安堵感、不眠の解消など痛みを軽くする要因を増やすことにつながるからです。

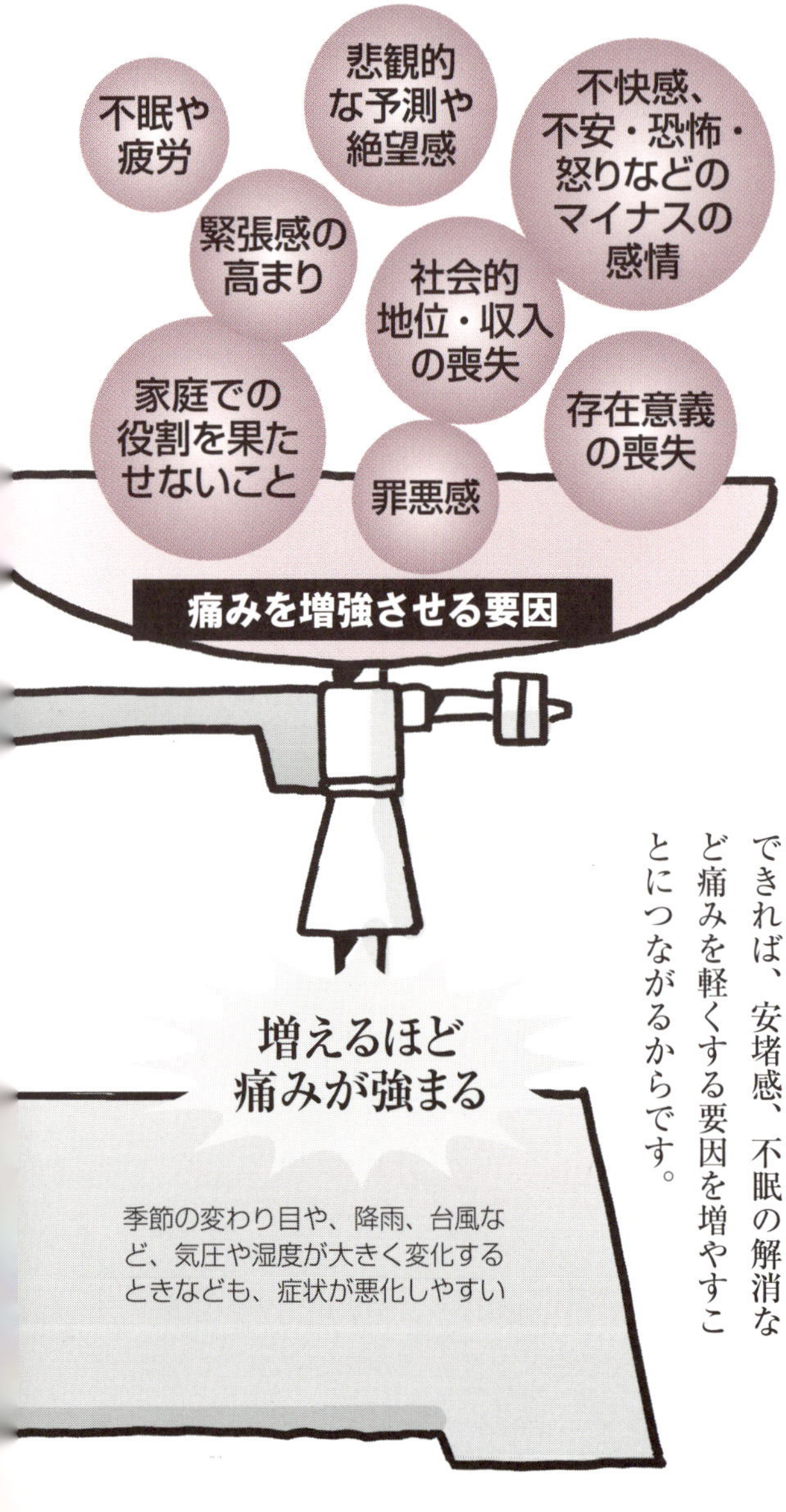
不快感、不安・恐怖・怒りなどのマイナスの感情
悲観的な予測や絶望感
不眠や疲労
緊張感の高まり
社会的地位・収入の喪失
存在意義の喪失
家庭での役割を果たせないこと
罪悪感
痛みを増強させる要因
増えるほど痛みが強まる
季節の変わり目や、降雨、台風など、気圧や湿度が大きく変化するときなども、症状が悪化しやすい

痛みの天秤、どちらが重い？

毎日の生活のなかに、痛みを左右する要因が隠されています。今現在、どちらが重いでしょうか？　また、変えられることはありますか？

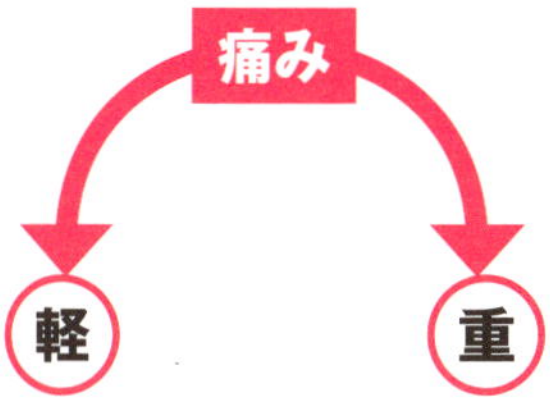
痛み
軽
重

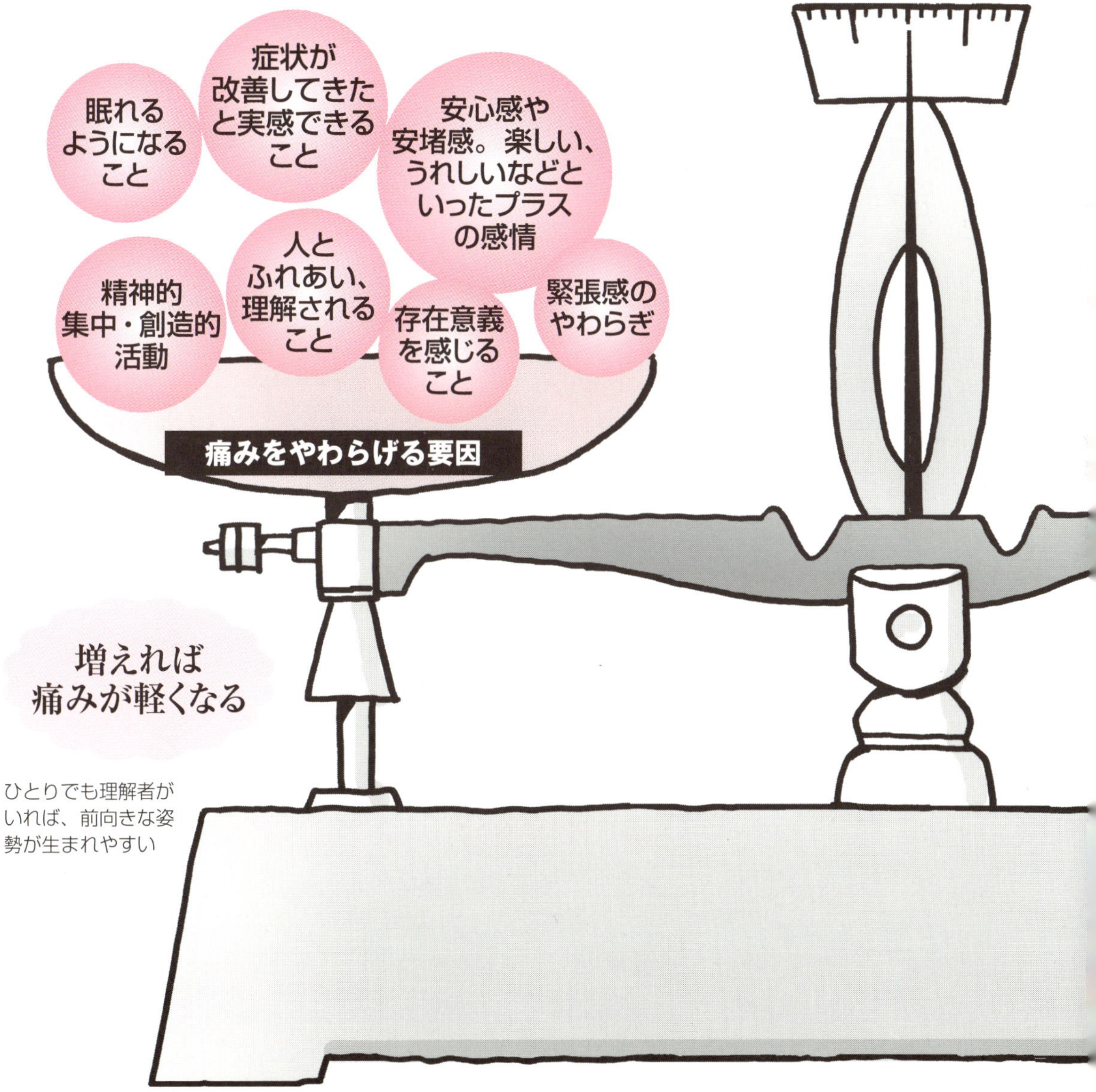
眠れるようになること
症状が改善してきたと実感できること
安心感や安堵感。楽しい、うれしいなどといったプラスの感情
精神的集中・創造的活動
人とふれあい、理解されること
存在意義を感じること
緊張感のやわらぎ
痛みをやわらげる要因
増えれば痛みが軽くなる

ひとりでも理解者がいれば、前向きな姿勢が生まれやすい

心の病気との関係

身体症状の改善が精神症状を軽くする

全身におよぶ慢性的な痛みに苦しみながらも、原因がわからず、精神科への通院を続けている人が少なくないと考えられます。診断の受け直しが必要かもしれません。

「心の病気」と診断されている人も

線維筋痛症についてよく知らない医師は、身体的な異常がみつからない患者さんをどう治療してよいかわからず、精神科に紹介するということが起こりがちです。

線維筋痛症は精神症状を伴うことも多いため、精神科医は、その症状をみながら精神疾患としての診断名をつけていくのが一般的です。

診断の受け直しも考えてみよう

診断名がなんであれ、症状が改善し、生活面の問題も解消されるような治療が受けられるのであれば問題はありません。

しかし、線維筋痛症以外の精神疾患と診断された場合、治療薬の使い方などは違ってきます。より有効な治療を受けるために、診断を受け直したほうがよいこともあります。

こんな病名がつくことも

線維筋痛症は、痛みをはじめとする身体症状とともに、精神症状も現れがち。人によっては特定の精神疾患の診断基準に当てはまるほどの症状を示すこともあります。

うつ病

線維筋痛症は
うつ状態を伴いやすいもの。
うつ病の診断基準に当てはまる
ほどの症状になることもありますが、
基本的には別のものです。
線維筋痛症の場合、
痛みが改善していけば
うつ状態も改善
していきます。

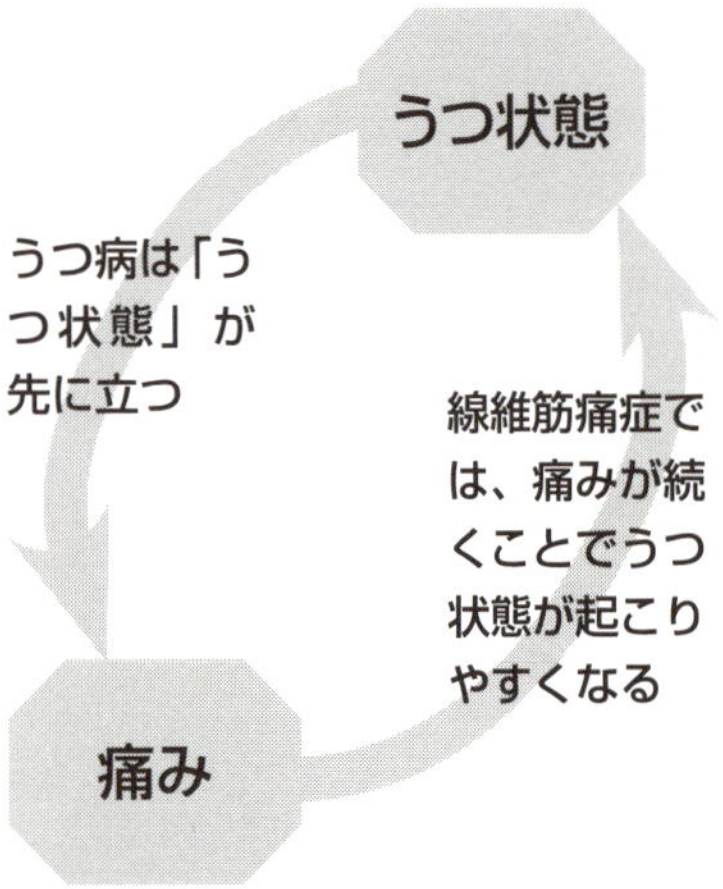
うつ状態
うつ病は「うつ状態」が先に立つ
線維筋痛症では、痛みが続くことでうつ状態が起こりやすくなる
痛み

見る方向が違うだけ？

精神科で扱われる疼痛性障害と、線維筋痛症は、同じ病態を別の方向からみているだけ、と考えることができます。

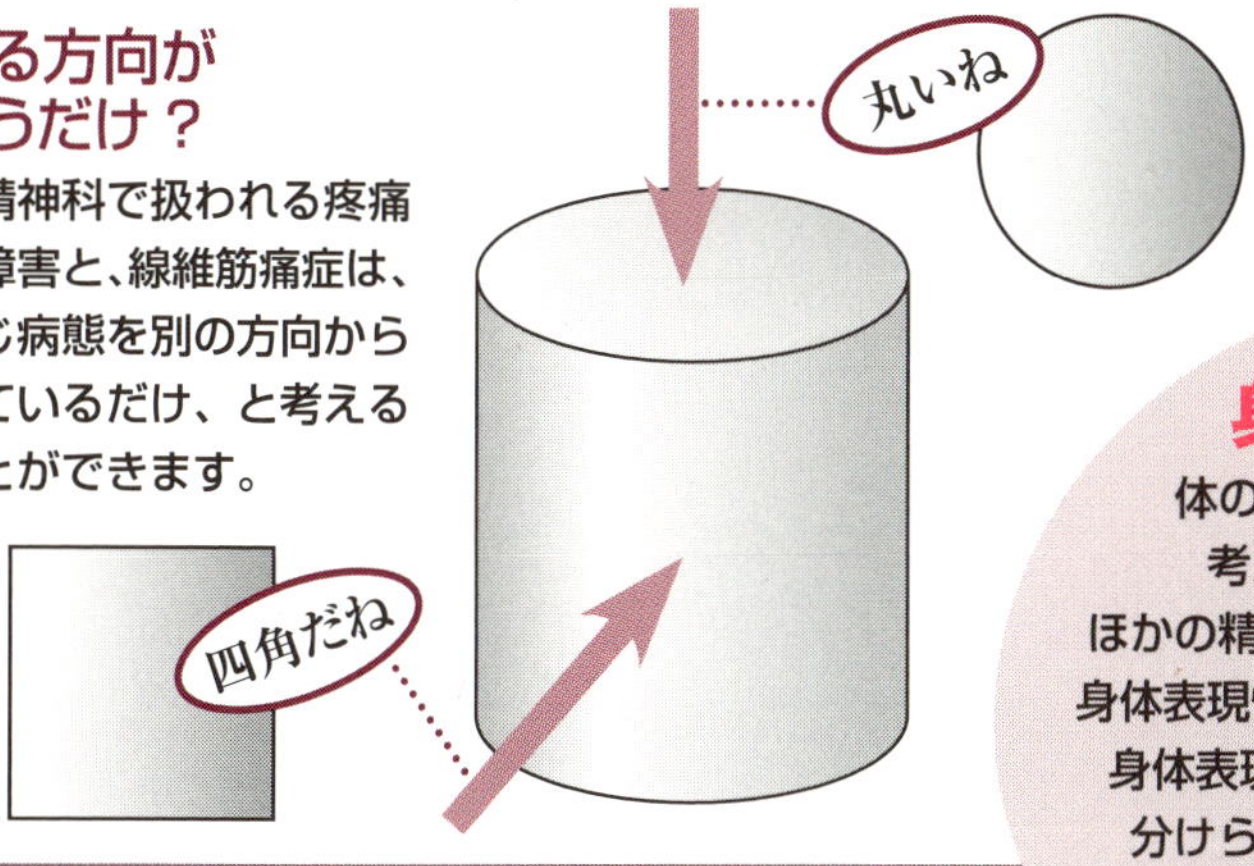

線維筋痛症として治療していくことが、改善への近道

身体表現性障害

体の病気や薬物などの影響とは考えにくい身体症状が続き、ほかの精神疾患とも診断できない場合に身体表現性障害とされることがあります。身体表現性障害はいくつかのタイプに分けられますが、痛みが続くものを「疼痛性障害」といいます。線維筋痛症の患者さんの多くに当てはまる診断名です。

その他

不安障害、パーソナリティー障害、広汎性発達障害、気分障害などとの合併と考えられることもあります。

合併することもある

海外の研究によれば、線維筋痛症と診断された時点で、うつ病や不安障害を合併している確率は20～35%。その後の経過をみていくと、60～70%の患者さんにうつ病や不安障害がみられるといわれます。

ただし、線維筋痛症の場合、痛みなどの身体症状がコントロールできるようになれば、精神症状も消えていきます。線維筋痛症として適切な治療を続けることが、二次的に起きてくる「心の病気」を防ぐことにつながります。

▼典型的なうつ病（大うつ病）の診断基準（DSM-IV-TRによる）

1 ほとんど毎日、1日中抑うつ気分が続く
2 ほとんど毎日、1日中なににも興味がもてず、喜びを感じない
3 ひどく食欲がないか、逆にやたらに食欲が増して体重も増える
4 ほとんど毎日、眠れないか、逆に眠りすぎる
5 ほとんど毎日、イライラしてしかたがないか、なにもする気が起きない
6 ひどく疲れやすく、気力がわかない
7 いつも「自分はどうしようもない人間だ」と感じたり、「悪いのは自分」と、過剰な自責の念にかられたりする
8 考えが進まず、集中力、決断力が落ちた状態が続く
9 自殺をくり返し考える

1または2の項目を含めて5つ以上当てはまる状態が**2週間以上**続き、生活に支障が出ているようなら、うつ病の疑いがあるとされる

COLUMN

痛み以外の「証拠」もみつかっている

画像検査や血液検査でわかる!?

線維筋痛症では、通常とは違う異変が起きているという客観的な「証拠」をみつけるための検査方法の研究も進んでいます。

線維筋痛症の痛みは、脳の働きの問題と考えられています。そこで、脳のどこが過剰に働いているか、あるいは働くべき部位が働いていないかを画像で確かめる方法が検討されています。

また、線維筋痛症の患者さんの一部には、健康な人にはみられない抗電位依存性カリウムチャネル複合体（抗ＶＧＫＣ抗体）という自己抗体の存在が確認されています。

ただし、現段階では「この検査結果なら線維筋痛症」と断定できる方法は確立されていません。

▼試みられている検査のいろいろ

脳機能の画像検査
（機能性MRI、PETなど）

脳は部位によって働きが異なる。活発に働いている部位はたくさんの酸素や栄養を使うため、血流が増える。機能性MRI（functional MRI）、PETなどの方法で、血流の増減や物質の取り込みの様子を画像化すれば、脳の働きぐあいが確かめられる

自己抗体検査
（抗電位依存性カリウムチャネル複合体）

血液中に抗電位依存性カリウムチャネル複合体（抗VGKC抗体）が存在すると、末梢神経の興奮を高め、筋肉の緊張を持続させたり、痛みを感じやすくさせたりすると考えられている

3

薬で痛みをやわらげよう

線維筋痛症の痛みや、さまざまな不快症状への
対応は薬物療法を中心に進められます。
症状の現れ方が一人ひとり違うように、
用いられる薬も「みんな同じ」ではありません。
薬の効果や副作用の現れ方をみながら
安全で、より高い効果を得られる薬を探していきましょう。

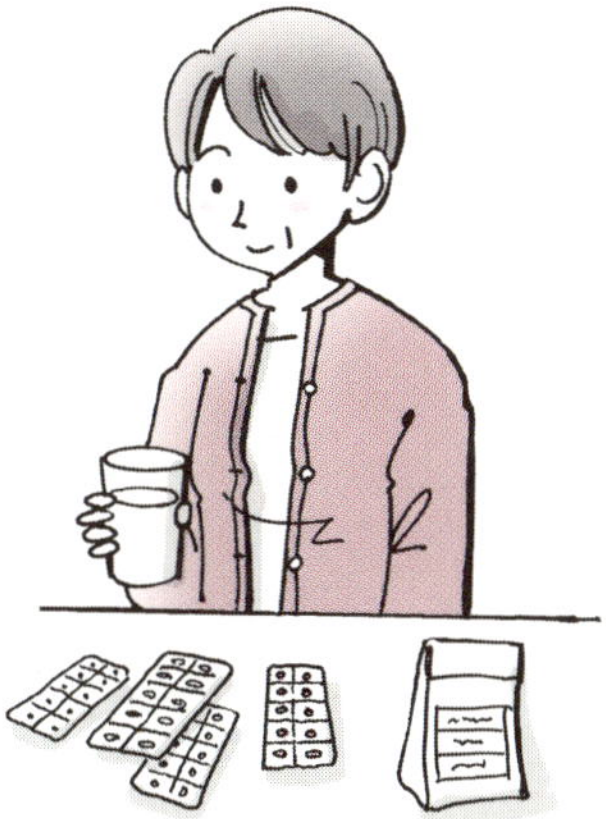

ケース③ 治療の開始

改善への糸口がみえてきた

線維筋痛症のしつこい痛みを治すには、適切な医学的治療が欠かせません。正しい診断を受けることで、改善に向けた歩みが始まります。

Aさん 40代女性

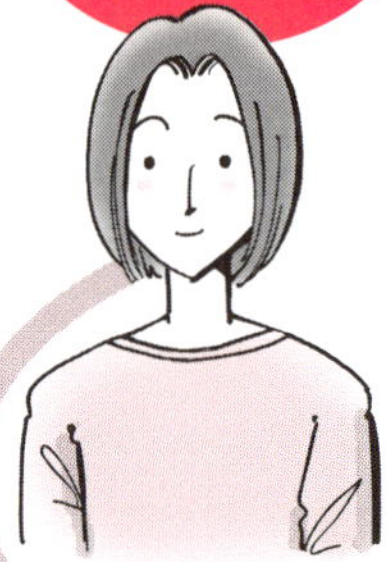

離婚後、体調は相変わらずでしたが、生活のために必死で働き始めました。しかし、2年が限界でした。肩や腕の痛みがひどく、パソコンを打つことすらできなくなり、解雇されてしまったのです。

とにかく体を治さなければと思った私は、10年ぶりに以前とは別の整形外科を受診しました。そこで、20年以上苦しんできた痛みの正体がわかりました。私は「線維筋痛症」という病気だったのです！

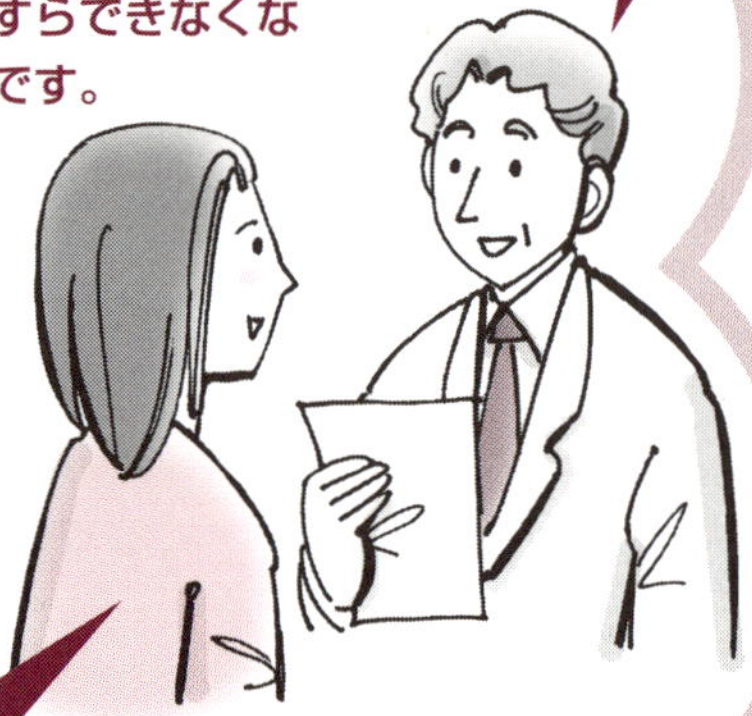
線維筋痛症という病気です
そんな病気があるんですね！
病名がわかったことで、Aさんはホッとした

Bさん 40代男性

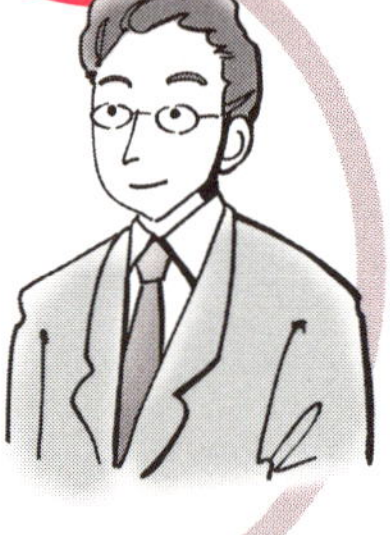

体を壊すほど働いてきた自分を冷遇する会社に失望すると同時に、服薬していてもなかなか体調が改善しないことに焦りを感じていました。うつ病と言われているが、本当は別の病気ではないのだろうか。

インターネットで情報を集めるうちに、線維筋痛症という病気があることを知りました。「これだ！」と思った私は、専門医を探し当てて受診。そこでやはり線維筋痛症であることが判明し、早速服薬を開始したのです。

服薬を続けるうちに、よく眠れるようになり、体が楽になっていくのがわかりました。

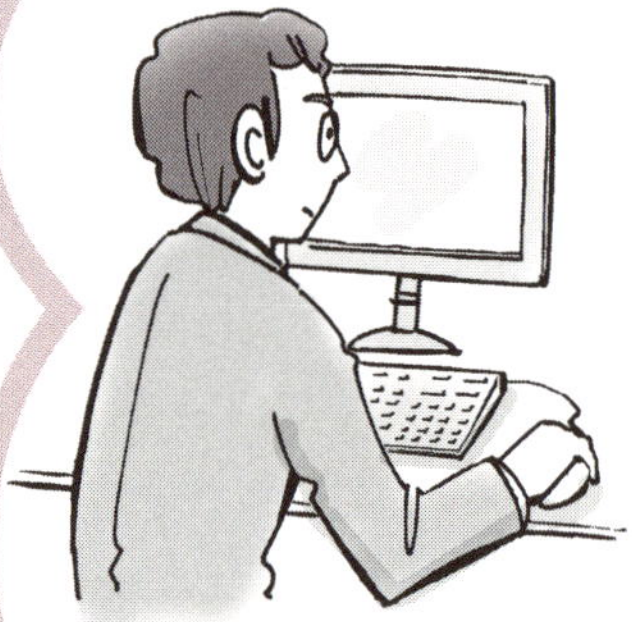
よし、この病院に行ってみよう
診療ネットワーク（→25ページ）などの情報が役立った

Cさん 50代女性

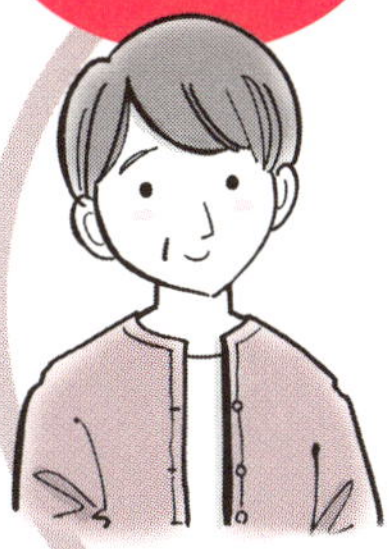

シェーグレン症候群と線維筋痛症の合併と診断されている私は、さまざまな薬を使い始めました。目や口の乾燥を改善するための潤滑剤も欠かせません。

治療を始めて、少しよくなったかなと思っていると、ガタッと調子が悪くなり、寝込んでしまう日もあります。「なんで、こんなことになってしまったのかな……」と気持ちが落ち込んでしかたがありませんでした。

でも、薬の種類を変えたり、追加したり試行錯誤を重ねながらの治療を続けるうちに、少しずつ「動ける日」が増えていきました。

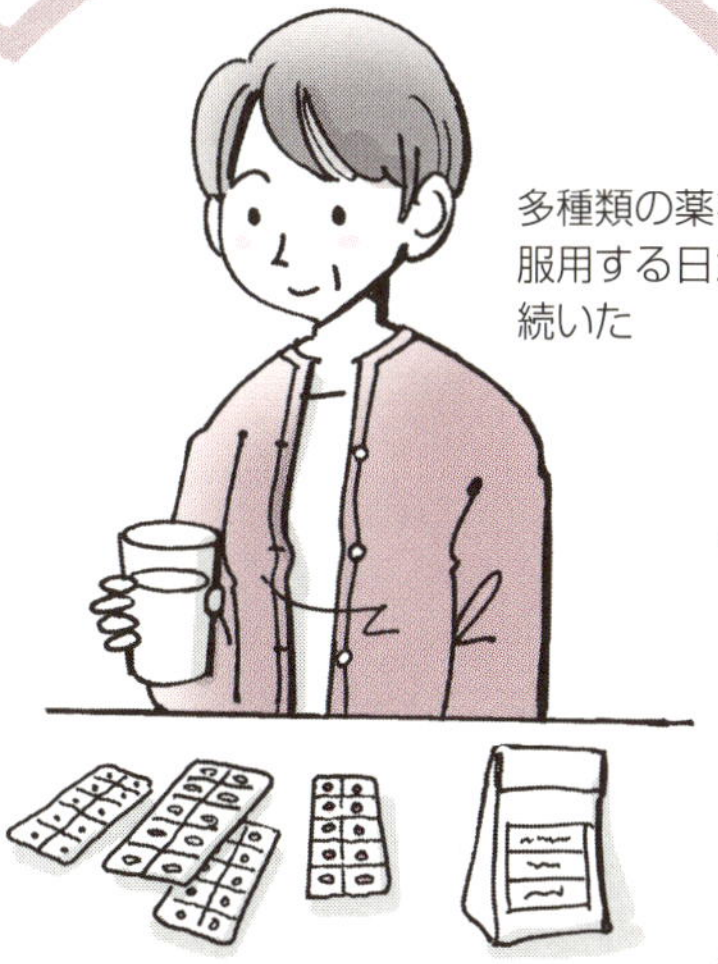

多種類の薬を服用する日が続いた

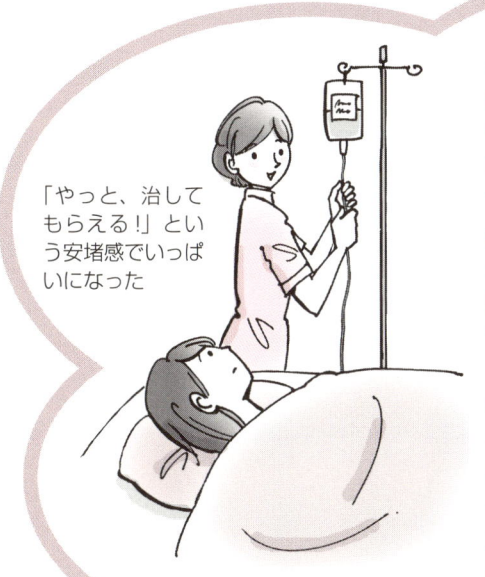

「やっと、治してもらえる!」という安堵感でいっぱいになった

医師に見放された私の症状はひどくなる一方で、ほとんど寝たきりの生活になってしまいました。そんな私の様子を耳にした知人が、「線維筋痛症という病気ではないか」とアドバイスしてくれたうえ、診療可能な医療機関も探してくれました。初診の日には、夫が車で連れて行ってくれたのですが、駐車場から診察室まで私は歩くことができず、担架で運んでもらいました。

診察の結果、線維筋痛症に間違いないことがわかり、その日のうちに点滴を受けました。間もなく、手足のこわばりがほぐれていく感じがしました。一歩も歩けなかった私が、診察室から車まで、自分の足でゆっくりと歩いて戻ることができました。

Dさん 30代女性

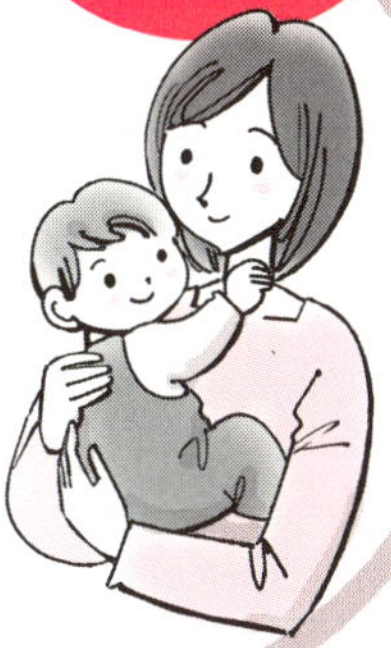

治療の目標

現在の痛みを半分にすることを目指す

線維筋痛症が発症する背景には、長年にわたって無意識のうちに積み重ねてきたさまざまな「無理」があります。少しずつ、積み荷を下ろしていきましょう。

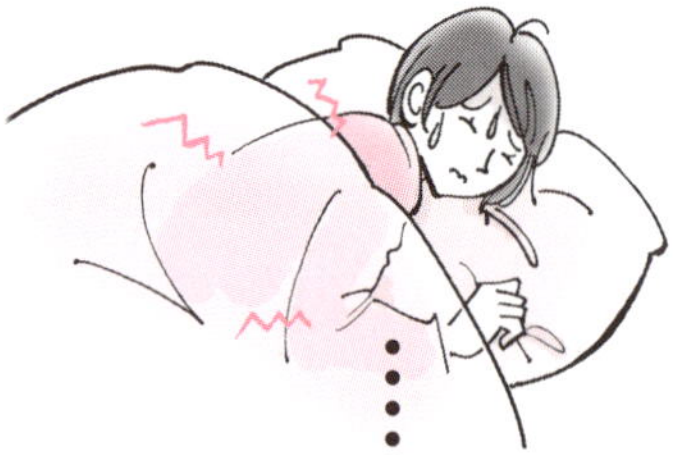

痛みが減ればできることは増える

治療を始めれば、すぐに痛みが完全になくなるという期待は現実的ではありません。まずは、現在の痛みを半分にすることを目指します。

痛みが半分になれば、活動範囲が広がります。日常生活に問題が出ない程度にまで回復させることは十分に可能です。

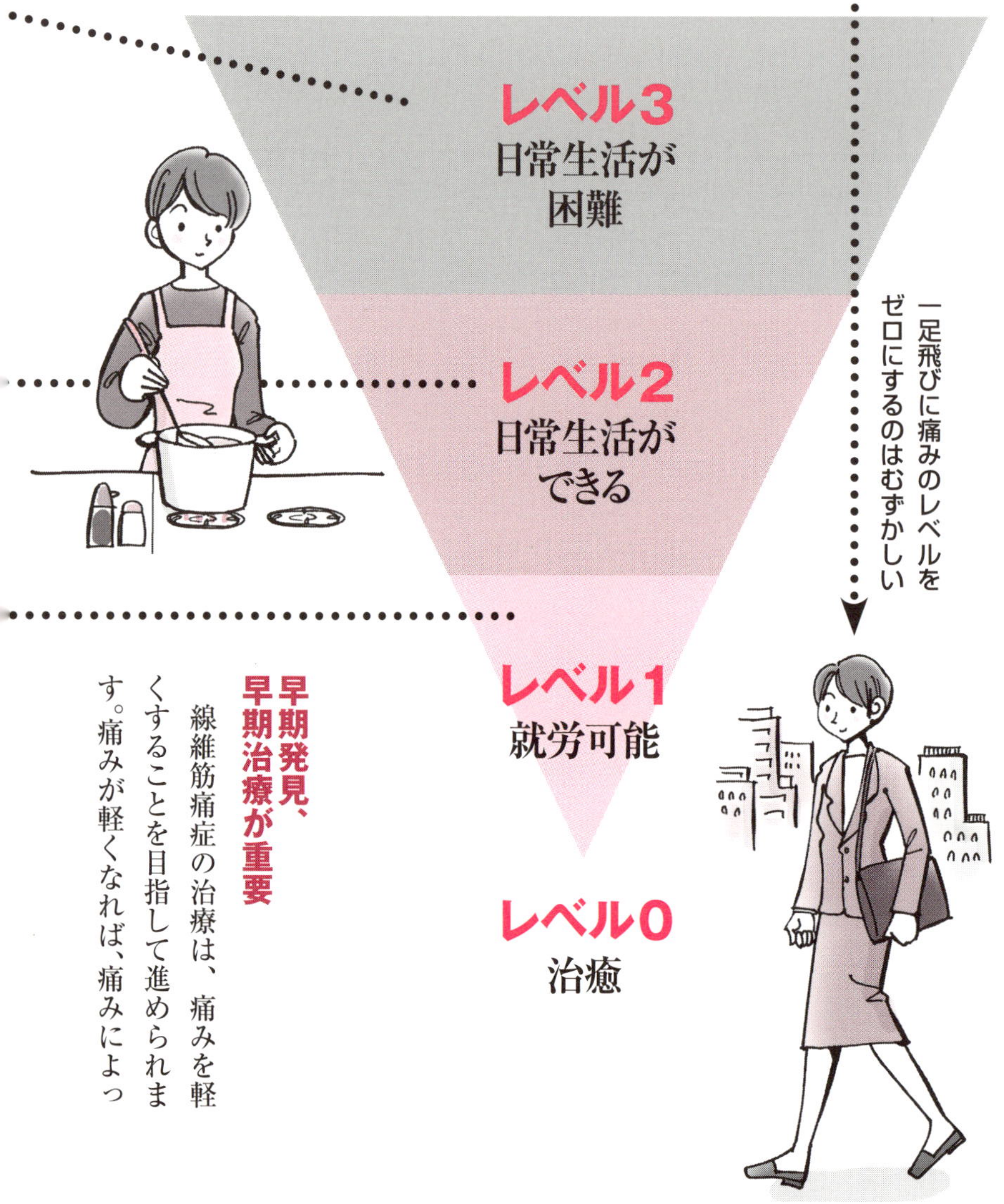
レベル3
日常生活が困難
レベル2
日常生活ができる
レベル1
就労可能
レベル0
治癒
一足飛びに痛みのレベルをゼロにするのはむずかしい

早期発見、早期治療が重要

線維筋痛症の治療は、痛みを軽くすることを目指して進められます。痛みが軽くなれば、痛みによっ

目標はスモールステップで

痛みが少しずつ広がっていくのと同様に、改善の過程にも段階があります。定期的に痛みの程度を評価し、効果を確認しながら、治療を進めていきましょう。

▼主観的な痛み度の変化と目標の例

NRS※ 9～10
※0～10まで、痛みの程度を段階的に評価した数字（→32ページ）
- 通院と服薬を欠かさない

NRS 7～8
- 昼間は起きていられるようにする
- 身のまわりのことを自分でできるようにする

NRS 5～6
- 近所の店まで買いものに行く
- 食事の用意を自分でできるようにする

NRS 3～4
- 家の片づけを自分でできるようにする
- 友人とランチを食べに行く
- 散歩、カラオケに行くなど、外出の機会を増やす

NRS 1～2
- 家の外での行事に参加してみる
- 働きに出る

NRS 0
- 完全に社会復帰を遂げる

て生じやすくなる睡眠障害や運動量の低下など、二次的な問題も改善していきます。痛みの連鎖的な悪循環（→16ページ）が起こりにくくなり、徐々に体調が上向いていくことが期待できます。

　痛みがほとんど気にならない状態になるまでに、どれくらいの時間がかかるか一概にはいえません。ただ、早期発見、早期治療は重要です。できるだけ軽症の段階から治療を始めるほうが、改善しやすい傾向があるからです。

治療の進め方

前向きな姿勢が治療効果を高める

線維筋痛症は、ただ漫然と薬を使うだけで改善していく病気ではありません。患者さん自身が、治療に前向きに取り組んでいく姿勢をもつことが必要です。

マイナス感情が強いと治療効果は出にくい

長い間、有効な治療手段がみつからないまま、孤独感を深めていたり、医療機関への不信感を募らせたりしている患者さんは少なくありません。

「こうなったのは○○のせい」「どうせ治らない」などという思いは、怒りや憎しみなどのマイナス感情を募らせます。そのような状態でただ薬を飲んでいるだけでは、治療効果は実感しにくいでしょう。

病気について正しく理解し、「きっとよくなる。だから治療をがんばって続けよう」と思えるようになったとき、改善への大きな一歩を踏み出したといえるのです。

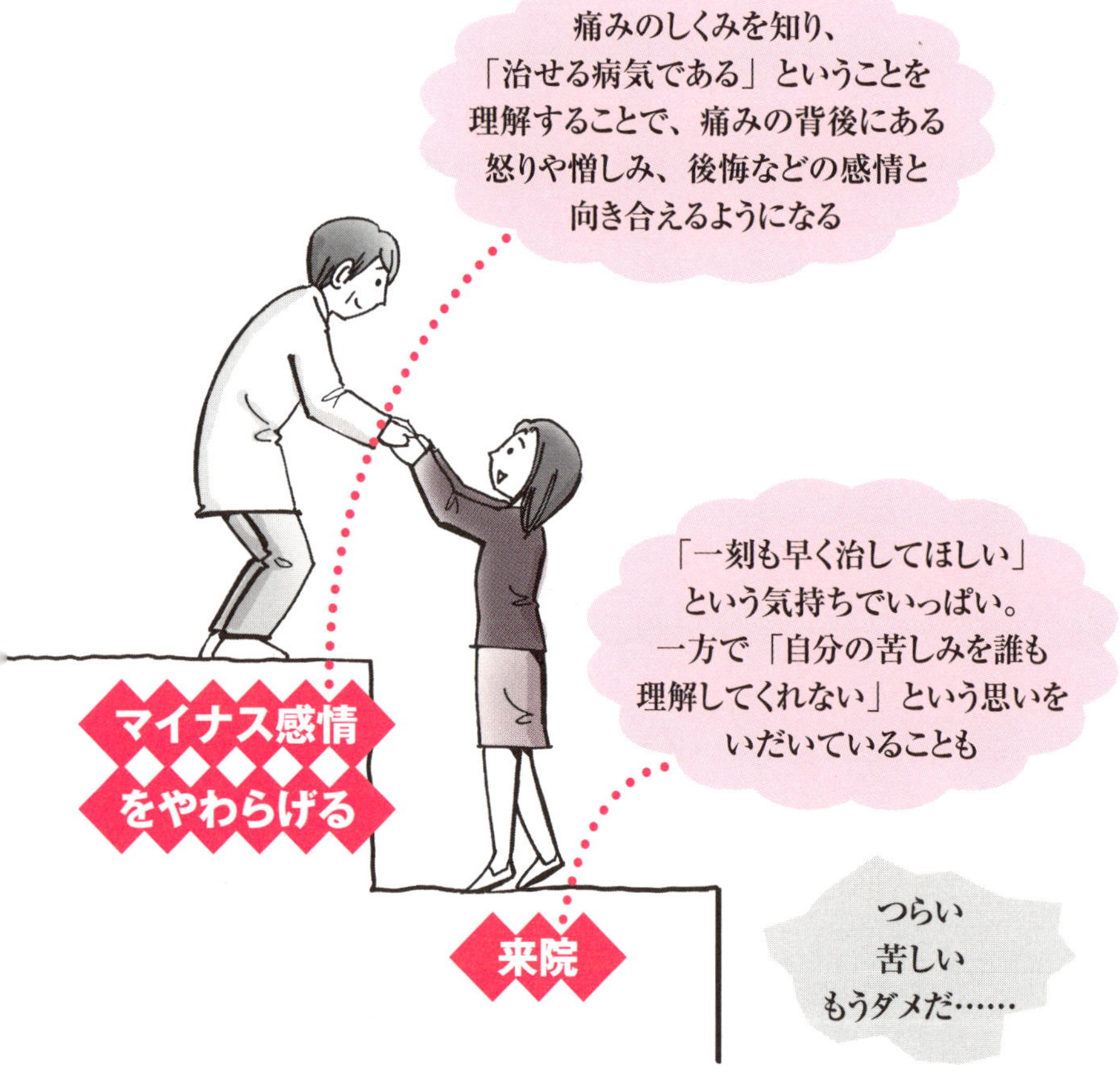
痛みのしくみを知り、「治せる病気である」ということを理解することで、痛みの背後にある怒りや憎しみ、後悔などの感情と向き合えるようになる
マイナス感情をやわらげる
「一刻も早く治してほしい」という気持ちでいっぱい。一方で「自分の苦しみを誰も理解してくれない」という思いをいだいていることも
来院
つらい
苦しい
もうダメだ……

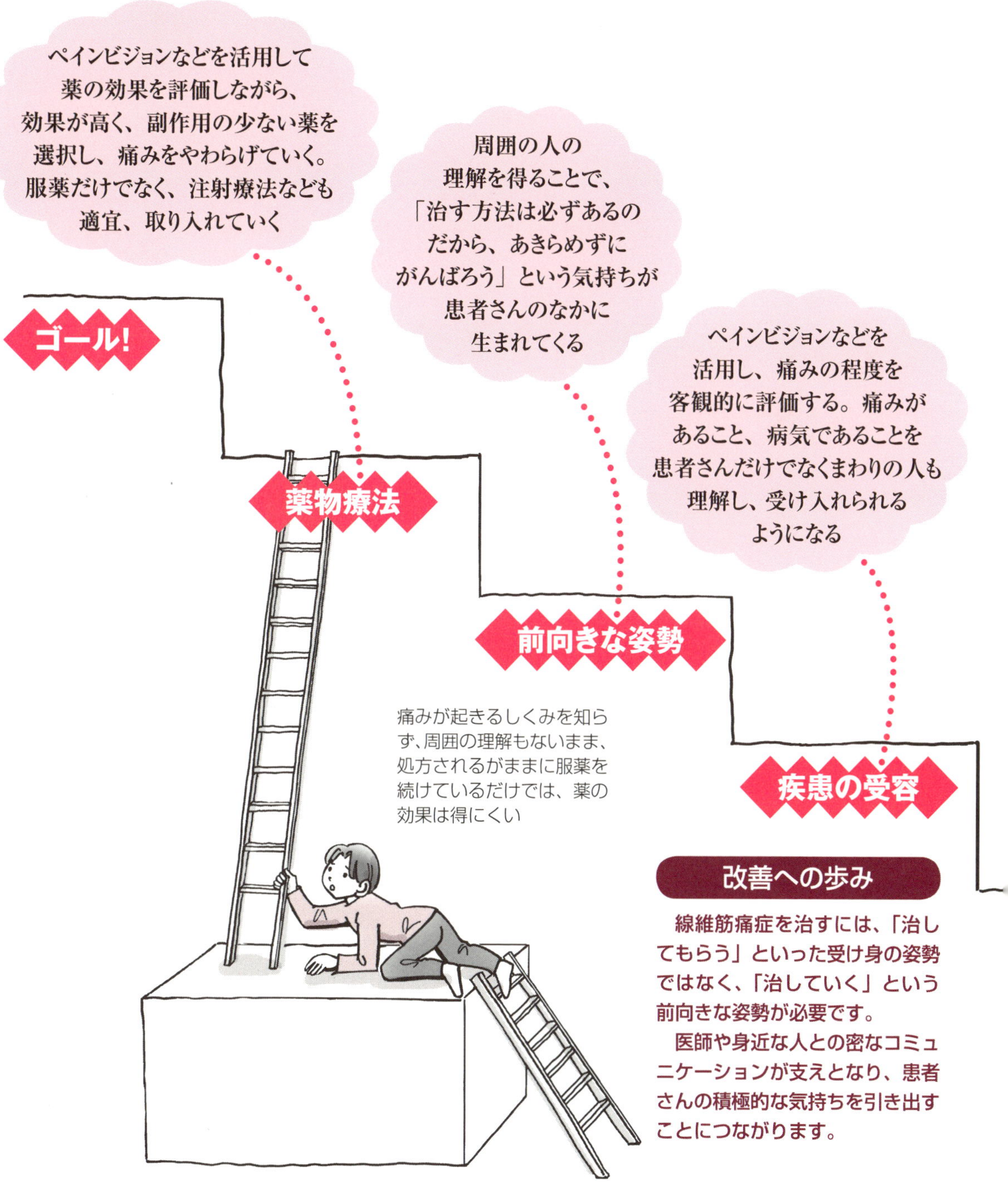
ペインビジョンなどを活用して
薬の効果を評価しながら、
効果が高く、副作用の少ない薬を
選択し、痛みをやわらげていく。
服薬だけでなく、注射療法なども
適宜、取り入れていく
周囲の人の
理解を得ることで、
「治す方法は必ずあるの
だから、あきらめずに
がんばろう」という気持ちが
患者さんのなかに
生まれてくる
ペインビジョンなどを
活用し、痛みの程度を
客観的に評価する。痛みが
あること、病気であることを
患者さんだけでなくまわりの人も
理解し、受け入れられる
ようになる
ゴール!
薬物療法
前向きな姿勢
疾患の受容
痛みが起きるしくみを知らず、周囲の理解もないまま、処方されるがままに服薬を続けているだけでは、薬の効果は得にくい

改善への歩み

線維筋痛症を治すには、「治してもらう」といった受け身の姿勢ではなく、「治していく」という前向きな姿勢が必要です。

医師や身近な人との密なコミュニケーションが支えとなり、患者さんの積極的な気持ちを引き出すことにつながります。

治療の進め方

「薬」と「薬以外の取り組み」の二本柱で

線維筋痛症の治療は、医療機関では薬物療法を中心に進められます。しかし、患者さん自身で取り組める薬物療法以外の方法も大きな効果が期待できます。

治療の流れ

医療機関では、まずは激しい痛みをやわらげることを目的に、薬物療法がおこなわれます。

激痛がやわらいできたら、認知行動療法や運動療法など、薬物療法以外の取り組みも始めます。

来院

薬物療法 →56～65ページ

西洋医学だけでなく、東洋医学の併用による体質改善が試みられることも

痛みや不快症状の軽減をはかる

大きい ← 痛みの大きさ → 小さい

痛みの正しい評価と周囲の理解

治療を始める段階で、周囲の人が患者さんの痛みを共有できるように、痛みを正しく評価しておくことが必要

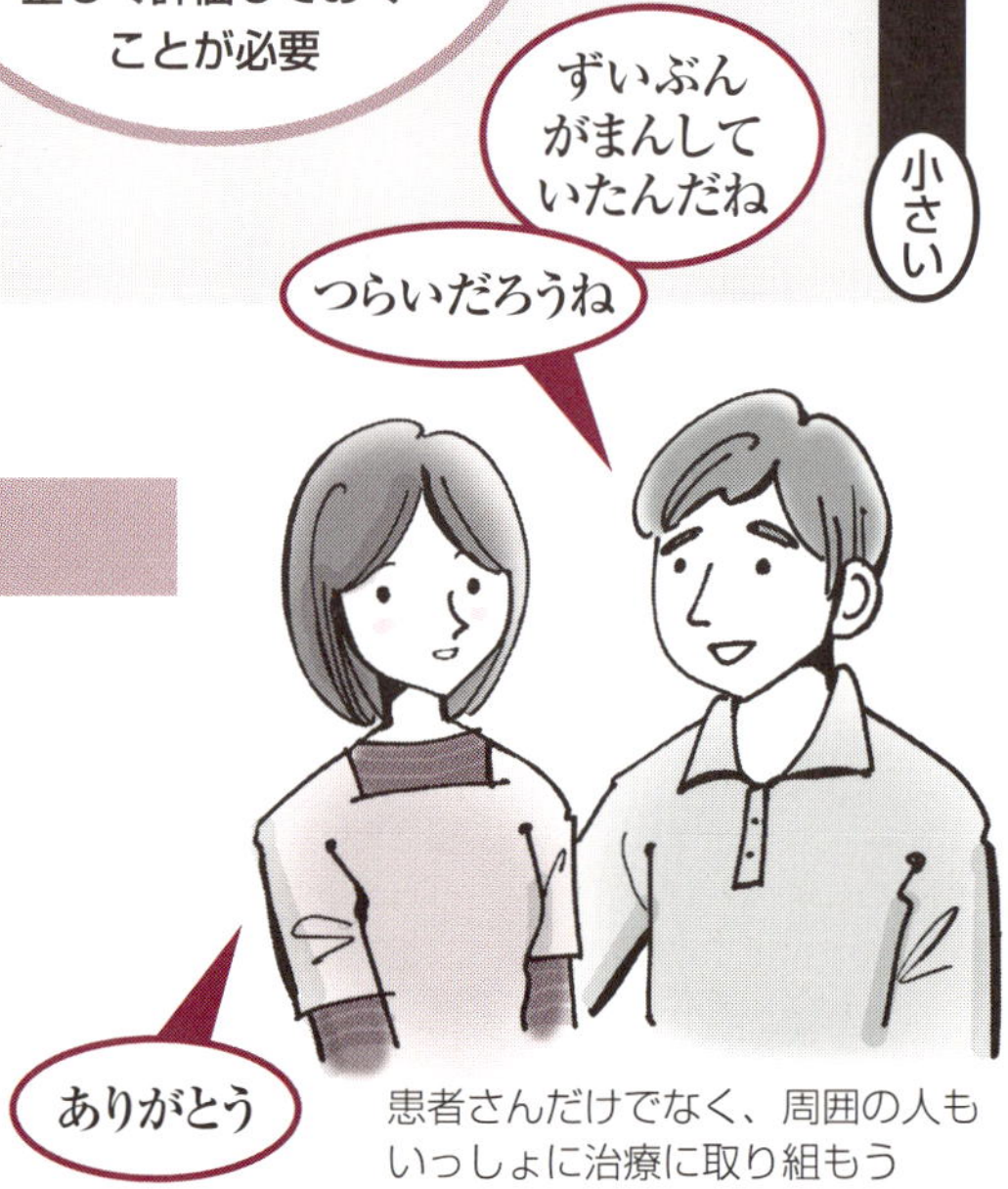
ずいぶんがまんしていたんだね
つらいだろうね
ありがとう

患者さんだけでなく、周囲の人もいっしょに治療に取り組もう

緊急の課題は強い痛みの軽減

痛みは体をこわばらせ、さらに痛みを感じやすくします。そのため、まずは強い痛みをやわらげることが緊急の課題になります。

薬で症状を抑えると同時に試したいのが、認知行動療法や運動療法などの、薬を使わない治療法です。ものごとのとらえ方を改めて、行動してみる。自分に合った運動を続けてみる——そうした取り組みを続けることは、生活の質を上げていくために重要です。

医師の指導のもとでおこなう薬物療法と、自分自身で取り組みが可能な非薬物療法との二本柱で、日常生活に支障がない状態にまで回復させていきましょう。

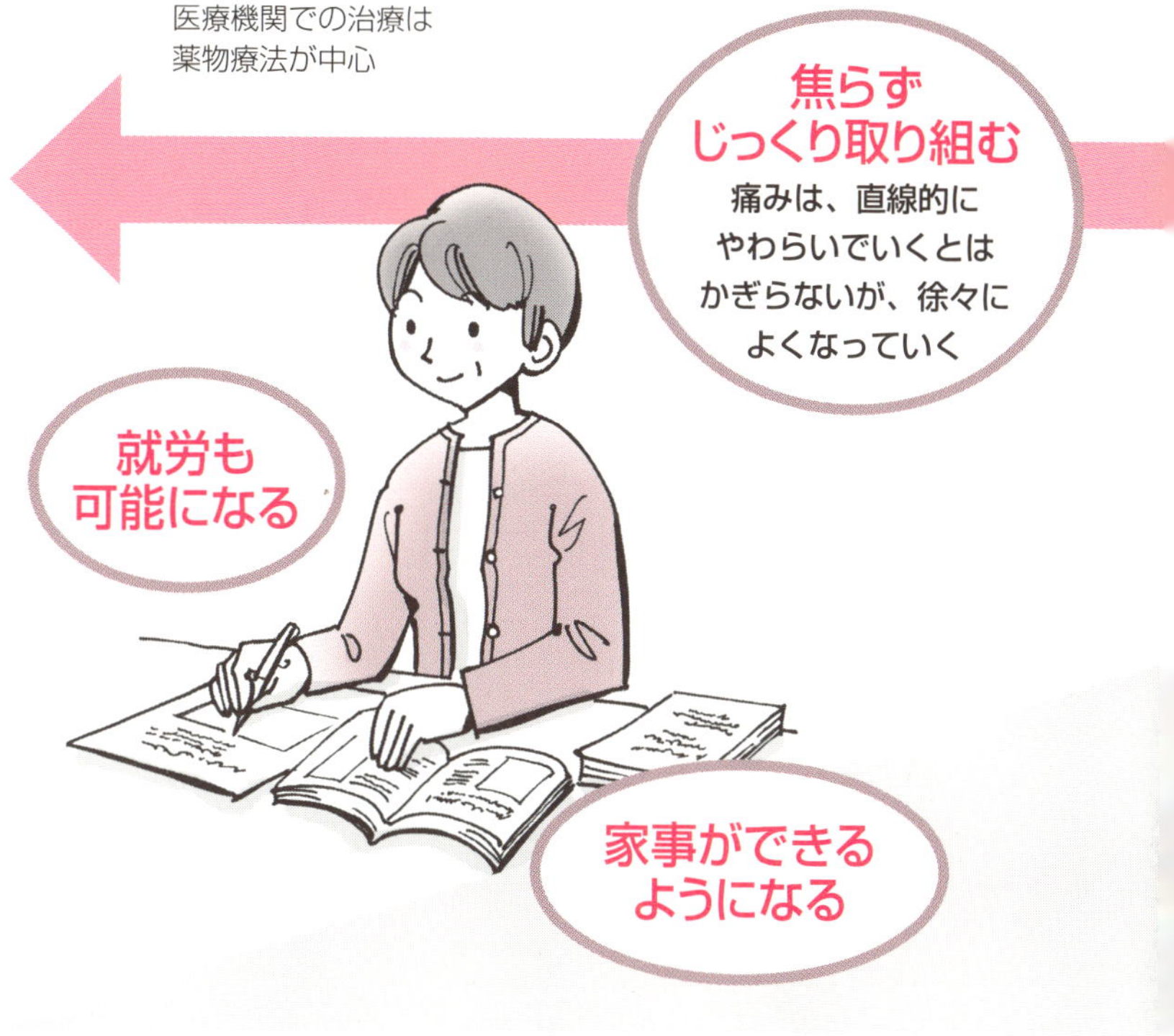
医療機関での治療は
薬物療法が中心
焦らず
じっくり取り組む
痛みは、直線的に
やわらいでいくとは
かぎらないが、徐々に
よくなっていく
就労も
可能になる
家事ができる
ようになる

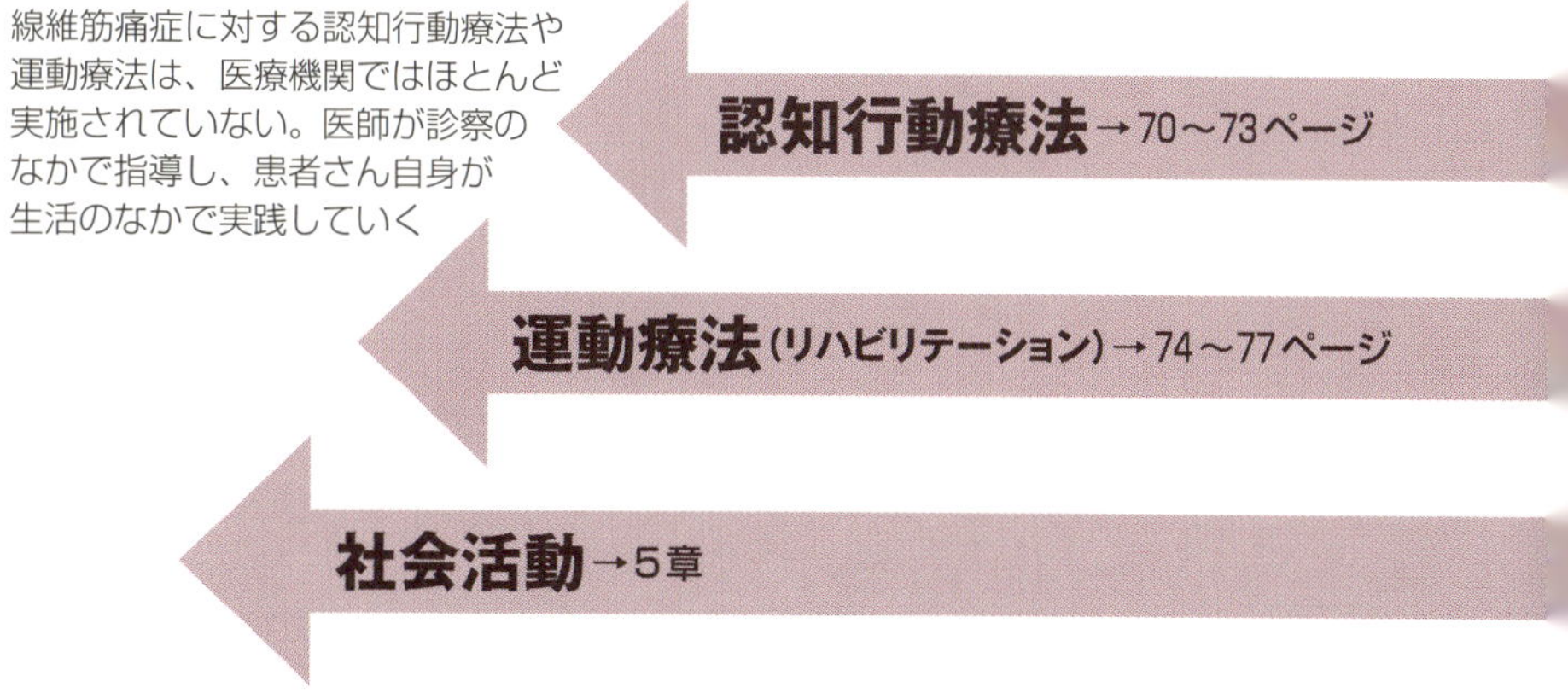
線維筋痛症に対する認知行動療法や
運動療法は、医療機関ではほとんど
実施されていない。医師が診察の
なかで指導し、患者さん自身が
生活のなかで実践していく
認知行動療法→70～73ページ
運動療法（リハビリテーション）→74～77ページ
社会活動→5章

薬物療法の基本

症状に合わせて多種類の薬を用いる

線維筋痛症の治療は、痛みの軽減をはかるのが第一の目的です。同時に、さまざまな不快症状への対応も必要です。そのため、用いられる可能性のある薬はたくさんあります。

タイプ分けして薬を試す

痛みとその他の症状は互いに影響し合い、全身状態の悪化につながってしまいます。そこで、痛み以外に目立つ症状でおおまかにタイプ分けし、治療薬を選択する目安にしています。

その他、さまざまな症状の軽減をはかる薬が用いられることも（→63ページ）

筋緊張亢進《こうしん》型（35％）

筋肉が硬くなり、力が抜けない。ドライアイ、ドライマウスなどの乾燥症状もある

- 抗けいれん薬（プレガバリン以外）推奨度B～C
- 口腔内乾燥改善薬 推奨度B

重複型（25％）

3つのタイプの特徴をもつ

- プレガバリン（すべてのタイプに）推奨度A
- 抗うつ薬（デュロキセン）推奨度A

筋付着部炎型（15％）

筋肉や腱の付着部が痛む。痛みのために動かず、筋肉が減っていることが多い。血液検査をすると炎症反応が陽性に出ることがある。脊椎関節炎などが合併していることもある

- 抗リウマチ薬 推奨度B
- 抗けいれん薬（プレガバリン以外）推奨度B～C
- 非ステロイド性抗炎症鎮痛薬 推奨度C

うつ型（25％）

意欲や活動量のいちじるしい低下、睡眠障害、疲労感、感覚の異常、自律神経系の乱れなどが目立つ。食欲がなくやせる人もいれば、逆に食欲が増して太りすぎる人も

- 抗うつ薬（デュロキセン）推奨度A
- 睡眠薬 推奨度B
- 抗不安薬 推奨度C

推奨度の見方

厚生労働省線維筋痛症研究班が、さまざまな研究データをもとに設定したもの

- 推奨度A：強く勧められる
- 推奨度B：勧められる
- 推奨度C：勧められるだけの根拠が明確ではない
- 推奨度D：勧められない

どんな薬を使うかは一人ひとり違う

線維筋痛症の治療には、多種類の薬が用いられています。

ただ、初めから一度に複数の薬を使うのは避けるべきです。患者さんによって、効果や副作用の現れ方は異なります。様子をみなが

薬物療法の進め方の例

ここに紹介するのは、本書を監修した岡寛先生の私案です。段階的にさまざまな薬を試しながら、最小限の量で最大の効果を得られる薬をみつけていきます。

原則

- 初めから、一度に複数の薬を用いない
- 少しずつ増量して様子をみる
- 副作用があるときは無理せず別の薬を検討

診断が確定

線維筋痛症の診断基準には満たなくても、慢性広範痛症がみられる場合には、同様の方法で痛みの軽減をはかる

↓

ノイロトロピン※点滴

※商品名。くわしくは60ページ参照

有効 → **ノイロトロピン内服**
睡眠薬、漢方薬を併用することもある

無効 → **筋緊張亢進**

あり

トリガーポイント注射（→64ページ）
プレガバリン（→58ページ）
↓ 効果が不十分なら
クロナゼパムを併用（→59ページ）
↓ 無効
ガバペンチンに変更（→59ページ）
↓ 無効
ガバペンチンエナカルビルに変更（→63ページ）
↓ 無効
トラマドールまたは
トラムセット※（→62ページ）

※商品名

なし

プレガバリンまたは
ガバペンチン（→58ページ）
↓ 効果が不十分なら
デュロキセチン（SNRI）を併用（→61ページ）
↓ 無効
ミルタザピン（NaSSA）に変更（→61ページ）
↓ 無効
クロミプラミン（三環系抗うつ薬）（→61ページ）
↓ 無効
ミルナシプランまたは
ガバペンチンエナカルビルに変更（→63ページ）
↓ 無効
トラマドールまたは
トラムセット（→62ページ）

ら量を増やしたり、別の種類の薬に変更したりしながら、最小限の薬で、最大の効果が得られるように、医師と相談しながら調整していきましょう。

治療薬

プレガバリンで痛みのアクセルを抑える

線維筋痛症治療薬として日本で最初に認可された薬がプレガバリン（商品名リリカ）です。抗けいれん薬の一種で、痛みのアクセルを制御する働きがあります。

神経細胞にカルシウムが流入
↓
興奮性の神経伝達物質が放出され、アクセル系の興奮経路が活性化する
↓
抗けいれん薬（プレガバリンなど）で、カルシウムの流入を防ぐ
↓
アクセルが弱まるので、痛みが減る

中枢神経の興奮が抑えられる

抗けいれん薬には、神経細胞の興奮を抑える働きがあります。痛みとしてキャッチされる情報の伝わり方が穏やかになるため、痛みがやわらぐ効果が期待できます。

▼プレガバリンの有効性（患者の全般的改善度）

（線維筋痛症診療ガイドライン2013による）

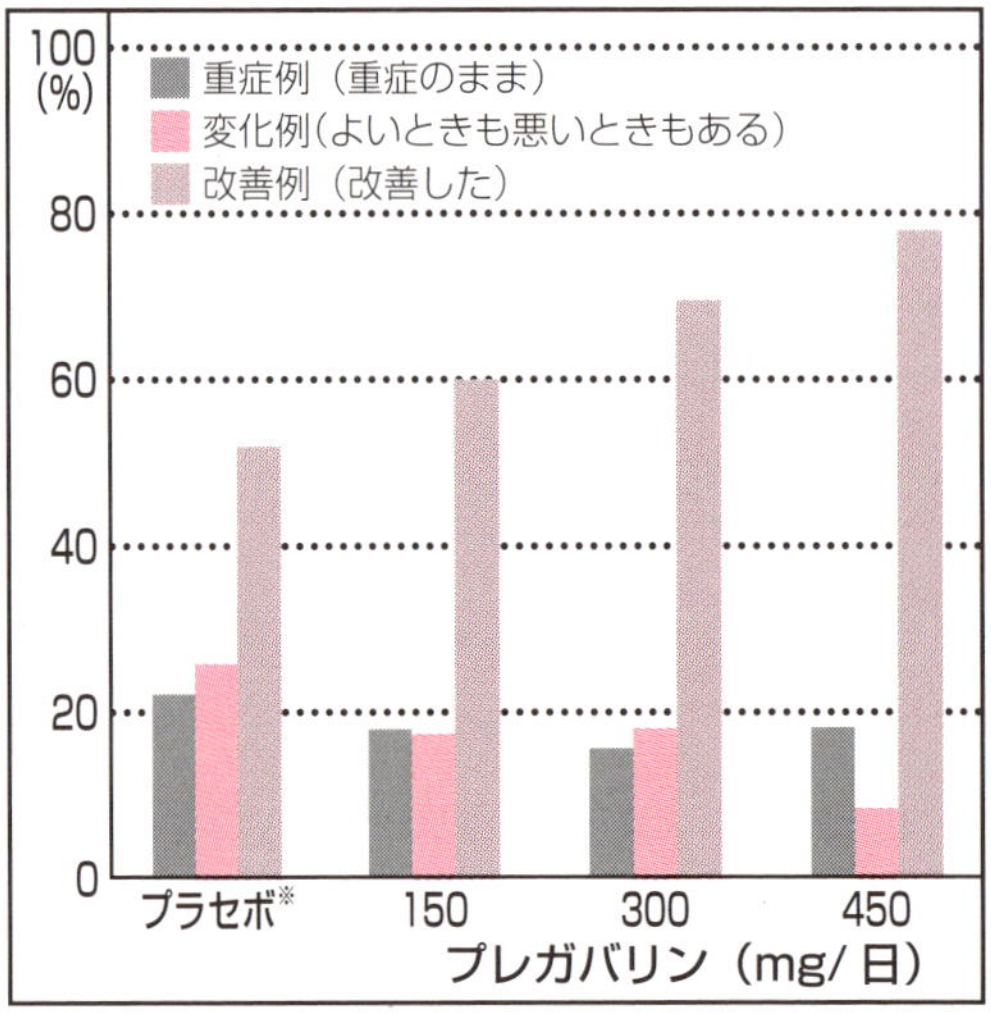

100 (%)
80
60
40
20
0
重症例（重症のまま）
変化例（よいときも悪いときもある）
改善例（改善した）
プラセボ※
150
300
450
プレガバリン（mg/日）

※薬理作用のない薬

線維筋痛症の治療薬として認可されている

抗けいれん薬は、もともとはてんかんの治療薬として開発されたもので、いずれも神経細胞の異常な興奮を抑える効果があります。

合わないときも あきらめない

プレガバリンだけでは症状が改善しない場合、対症療法としてほかの薬を使うことは可能です。副作用が強いときには、ほかの方法を考えましょう。

ほかの抗けいれん薬に変更

ガバペンチン（商品名ガバペン）、カルバマゼピン（商品名テグレトール）、クロナゼパム（商品名リボトリール）などを使うこともある

ほかのタイプの薬に変更

抗うつ薬、ノイロトロピン、トラマドールなど、作用の異なる薬で症状の緩和をはかることもできる

▼プレガバリン服用中の不快症状

（プレガバリンの線維筋痛症に対する国内臨床試験成績による）

服薬に伴い不快症状が現れることもあります。ほとんどは軽度または中等度の症状と報告されていますが、服用量が増えるほど不快症状も出やすくなる傾向があるため、効果の現れ方をみながら最適な服用量を決めます。

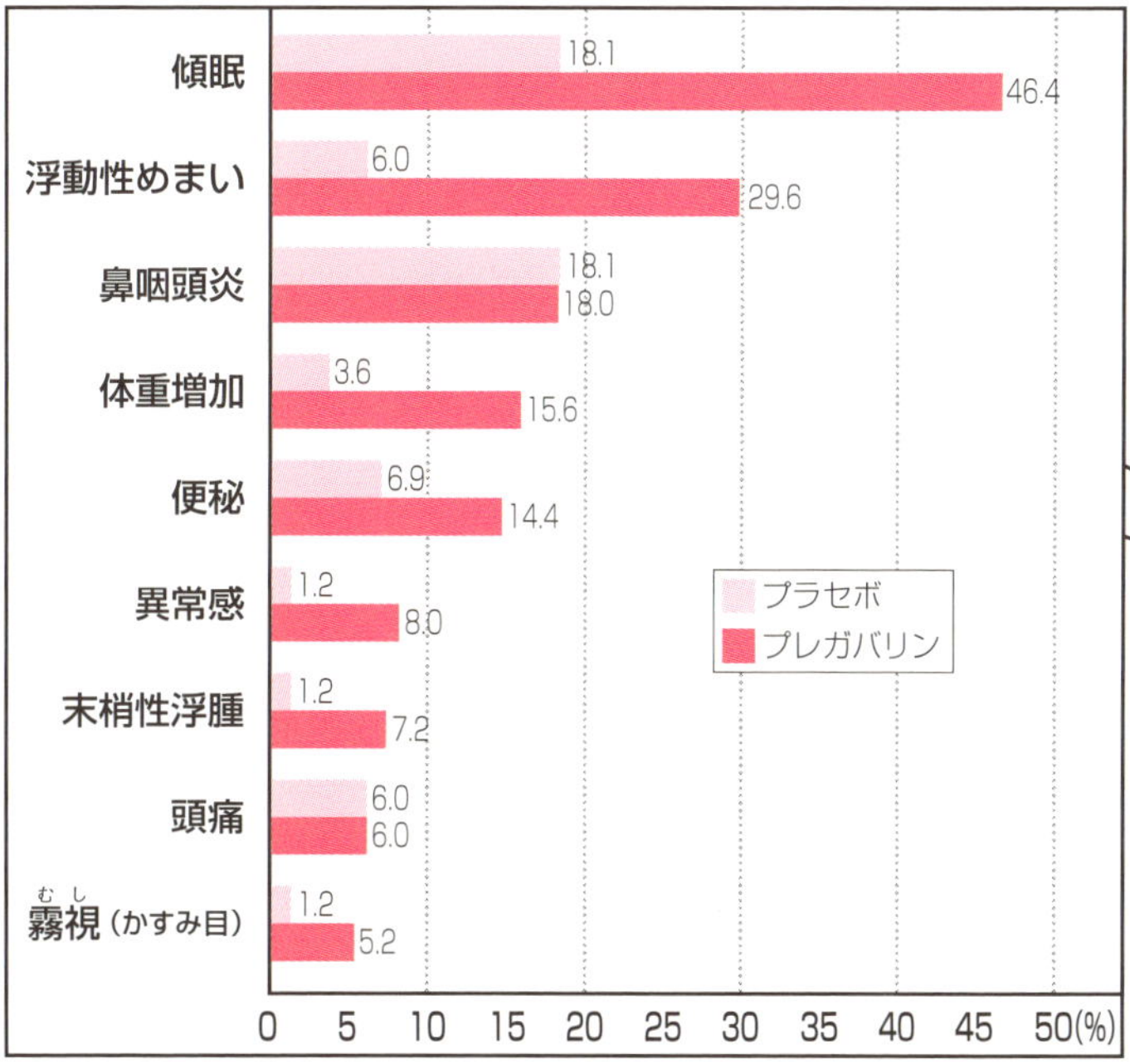
傾眠 18.1 46.4
浮動性めまい 6.0 29.6
鼻咽頭炎 18.1 18.0
体重増加 3.6 15.6
便秘 6.9 14.4
異常感 1.2 8.0
末梢性浮腫 1.2 7.2
頭痛 6.0 6.0
霧視《むし》（かすみ目） 1.2 5.2
プラセボ
プレガバリン
0 5 10 15 20 25 30 35 40 45 50(%)

その抗けいれん薬の一種であるプレガバリンが、日本で最初に「線維筋痛症の治療薬」として認可された薬で、第一選択薬とされることも多いでしょう。（ただし、小児に対する効果と安全性は立証されていない）。

線維筋痛症のタイプ（56ページ）を問わずに使え、半数以上の患者さんに改善効果がみられます。

一方で、副作用が強く現れ、服薬を続けられない人もいます。その場合、急にやめると症状が悪化することがあるため、医師の指示にしたがって徐々に量を減らしていきます。

「飲んだら乗るな」のルールを守ろう

抗けいれん薬でもっとも出やすい副作用がめまいと眠気。二人に一人は現れる症状なので、車の運転は非常に危険です。抗うつ薬（→60ページ）も同様です。

服薬を続けているかぎり、自分で車を運転するのは避けましょう。

治療薬

痛みのブレーキを強める薬も効果的

痛みの感覚を抑制する薬を使うのも、長引く痛みには有効です。副作用の少ないノイロトロピンのほか、抗うつ薬も鎮痛作用をもたらします。

ブレーキの働き全体を高める ノイロトロピン

推奨度B

ワクシニアウイルスを接種したウサギの皮膚炎症組織から抽出した抗炎症作用、抗アレルギー作用をもつ薬剤。動物実験で下行性疼痛抑制経路の活性化が認められていますが、なぜ効くかははっきりしていません。ただ、副作用は少ないので試してみる価値のある薬です。

点滴／注射 点滴や静脈注射で投与したり、局所麻酔薬と混ぜて注射したりする

内服 点滴で効果がある人は、錠剤の服用がすすめられる

痛みの抑制に効く薬も

痛みの感覚にブレーキをかける下行性疼痛抑制経路。その働きを強めるために、各種の抗うつ薬や、ワクシニアウイルス接種《せつしゆ》家《か》兎《と》炎症《えんしよう》皮《ひ》膚《ふ》抽出液《ちゆうしゆつえき》含《がん》有製剤《ゆうせいざい》（商品名ノイロトロピン）という薬が使われることもあります。

神経伝達物質を増やす 抗うつ薬

ある神経細胞から放出された神経伝達物質を、別の神経細胞が受け取ることで情報が伝わっていきます。ただ、なかには受け渡される前に元の神経細胞に再び取り込まれてしまうものもあります。この再取り込み口をふさぐなどして、神経細胞間の神経伝達物質の量を増やし、情報伝達をスムーズにするのが抗うつ薬のしくみです。

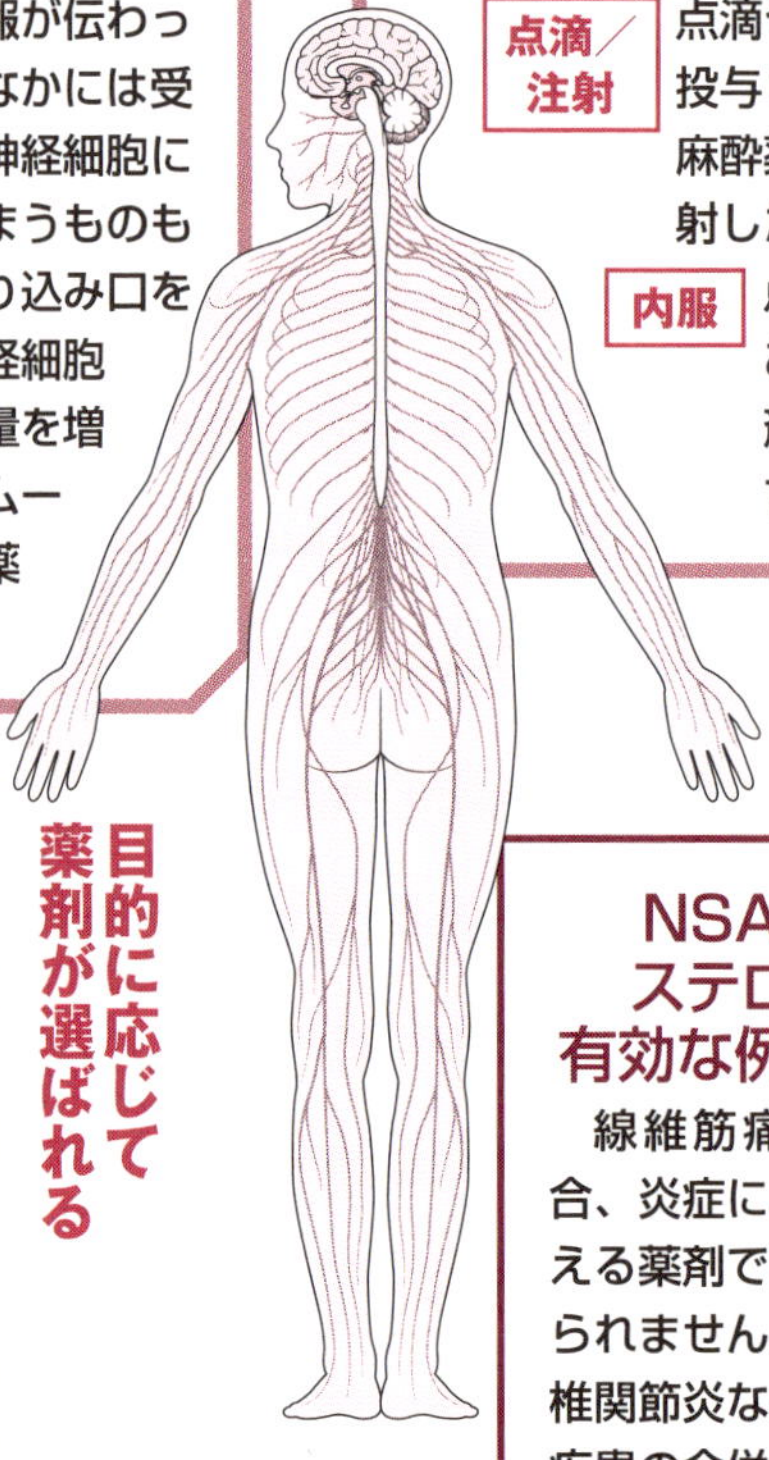

NSAIDs※、ステロイドが有効な例は限定的

線維筋痛症のみの場合、炎症による痛みを抑える薬剤では痛みを抑えられません。ただし、脊椎関節炎など、炎症性の疾患の合併がみられる場合には有効です。

※非ステロイド性抗炎症鎮痛薬

目的に応じて薬剤が選ばれる

症状がある以上、その治療のために必要と医師が判断した場合には、さまざまな薬が使われます。ノイロトロピンや抗うつ薬は、プレガバリンが使えない、あるいは効果が十分ではない場合に、よく

▼主な抗うつ薬のタイプと特徴

タイプ	一般名	主な商品名	特徴
【SNRI】セロトニン・ノルアドレナリン再取り込み阻害薬。神経細胞の再取り込み口をふさぐことで、放出されたセロトニンとノルアドレナリンが元の細胞に戻れないようにする	デュロキセチン	サインバルタ	推奨度A。2015年、日本でも線維筋痛症の治療薬として認可された
	ミルナシプラン	トレドミン	推奨度B。アメリカでは線維筋痛症の治療薬として認可済
【NaSSA】ノルアドレナリン作動性・特異的セロトニン作動性抗うつ薬。ノルアドレナリンの放出を促進、その刺激で、セロトニンの放出を増やす	ミルタザピン	リフレックス、レメロン	推奨度B。眠気を起こす作用が強いことを利用すれば、不眠の改善につながることも
【三環系抗うつ薬】最初に開発された旧世代の抗うつ薬。セロトニン、ノルアドレナリンの再取り込みを防ぐが、うつ病とは関係のない神経伝達物質の受け渡しにも影響を与える	アミトリプチリン	トリプタノール	推奨度B。副作用が出やすい面もあるが、鎮痛効果が目的の場合、用量は少量ですむのが一般的。トリプタノールは末梢神経障害性疼痛に対して保険適用が認められている
	クロミプラミン	アナフラニール	
【SARI】セロトニンを受け取る神経細胞の受容体のひとつに働きかける作用がある	トラゾドン	レスリン、デジレル	推奨度C。海外ではB
【SSRI】選択的セロトニン再取り込み阻害薬。セロトニンの再取り込み口をふさぐことで、セロトニンだけを増やす	パロキセチン	パキシル	推奨度B。ほかのタイプの抗うつ薬にくらべて鎮痛作用は弱いが、うつ状態の改善が主な目的である場合には、用いられることがある
	セルトラリン	ジェイゾロフト	
	フルボキサミン	ルボックス、デプロメール	

用いられます。副作用が少ないノイロトロピンを、まず初めに試すことも少なくありません。

また、抗うつ薬は、うつ状態がさほど目立たない場合にも使われることがあります。痛みを抑制する働きもあるからです。痛みの抑制が主目的の場合、より鎮痛作用の高いタイプのものを使っていきます。

いずれにせよ、医師から十分な説明を受け、納得したうえで処方してもらうようにしましょう。

薬はいつかやめられる？

痛みの感覚経路に起きている異常を、根本的に治す方法はわかっていません。そのため、服薬は長く続けるのが一般的です。ただし、長く服薬しているうちに、薬を減らしても症状の悪化がみられなくなることはあります。症状がやわらぎ、よい状態が続いている場合には、薬を徐々に減らしていく取り組みも可能です。医師に相談してみましょう。

治療薬

「次の手」となるさまざまな薬

ある薬の効果が今ひとつでも、「打つ手がない」と思わないで！　痛みを抑える薬はほかにもあります。痛み以外の症状を改善することで、結果的に痛みが軽くなることもあります。

効果が高い弱オピオイド系鎮痛薬

神経細胞のオピオイド受容体と結びつき、鎮痛効果を発揮する薬のなかで、線維筋痛症に有効なのがトラマドールです。解熱・鎮痛作用のあるアセトアミノフェンとの合剤（商品名トラムセット）が使われることもあります。

オピオイド＝麻薬とは限らない

オピオイド系鎮痛薬にはモルヒネ（強オピオイド）のように、法律で麻薬に指定されているものもあるが、トラマドールは指定外の非麻薬性鎮痛薬

トラマドール（商品名トラマール）

推奨度B

弱オピオイド作用とともに、セロトニン、ノルアドレナリンを増やすSNRI（→61ページ）のような作用もあります。線維筋痛症の患者さんを含んだ治験の結果、非がん性慢性疼痛治療薬として認可されています。

▼線維筋痛症のVAS（主観的痛み度→32ページ）の変化
（日本新薬社内資料による）

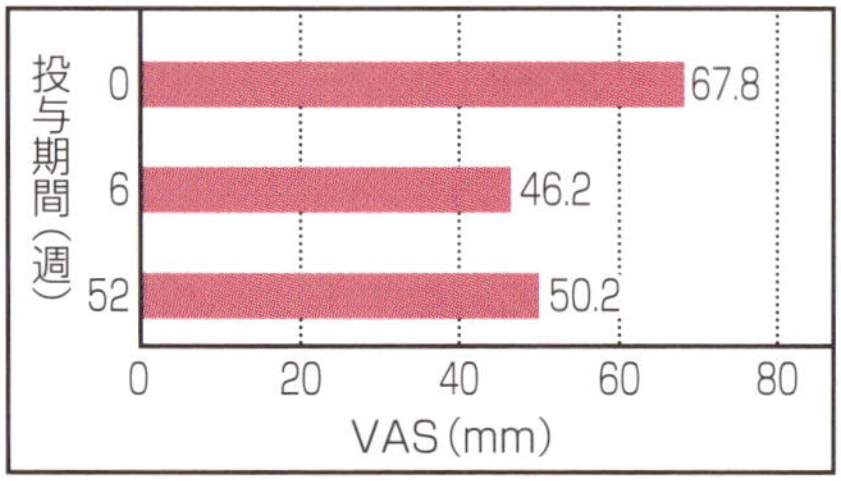

トラムセット

推奨度B

トラマドールとアセトアミノフェンの合剤。非がん性慢性疼痛治療薬として認可されていますが、発売前の治験に線維筋痛症の症例は含まれていません。

よくある副作用

- 吐き気
- 便秘
- 強い眠気

痛みが続くときは使用を検討する

プレガバリンやノイロトロピン、各種の抗うつ薬を使用していても、なかなか痛みがとれない場合には、弱オピオイド系鎮痛薬が使われることがあります。弱オピオイドはモルヒネなどの強オピオイドにくらべて依存性が低く、安全性も高いことが知られています。

ただし、弱オピオイド系鎮痛薬に共通する副作用として強い吐き気が出やすいため、食前に制吐薬を併用します。鎮痛効果は期待できますが、強い眠気も生じます。医師とよく相談して、使うかどうかを考えましょう。

睡眠の質を改善しよう

痛みが続くときは睡眠障害も起こりがち。多くの場合、よく眠れるようになると、疼痛も改善していきます。

まずは痛みのコントロール

線維筋痛症の場合、睡眠障害をまねく最大の原因が痛みです。痛みを抑制することが、睡眠障害の改善には不可欠です。

痛みの治療薬は睡眠の質も改善する

プレガバリンや、抗うつ薬のミルタザピンは睡眠の質を改善させる作用があります。またトラマドールは強い眠気を起こすため、眠りにつきやすくなります。

「むずむず脚」を治す

就寝中に脚の異常感覚が生じる「むずむず脚症候群」を伴う患者さんも少なくありません。これが睡眠の妨げになっていることも。むずむず脚症候群には治療薬（ガバペンチンエナカルビル：商品名レグナイト）があります。

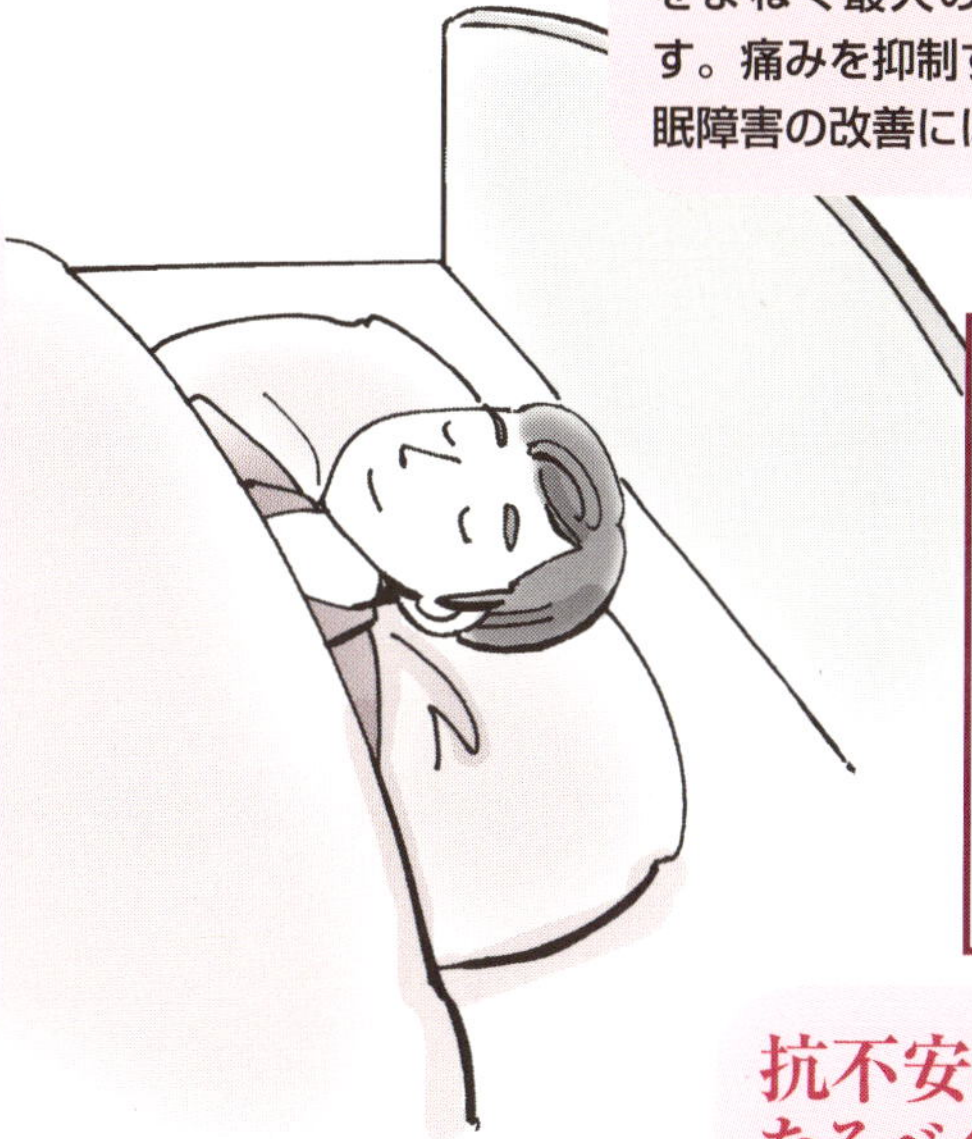

抗不安薬はなるべく使わない

不安も睡眠を妨げる大きな要因のひとつ。そのため、「眠れない」と訴える患者さんに抗不安薬が処方されることもよくあります。しかし、抗不安薬には薬物依存を形成しやすい成分が使われているので、常用すべきではありません。

症状によって追加される薬

痛み以外の症状が強い場合には、対症療法として個々の症状に応じた治療薬を使います。「気になること」が減れば、それだけ生活しやすくなります。

- 関節の痛み：サラゾスルファピリジン（商品名アザルフィジンEN）
- ドライアイ・ドライマウス：ピロカルピン塩酸塩（商品名サラジェン）、塩酸セビメリン（商品名エボザック、サリグレン）
- 男性の下痢型過敏性腸症候群：ラモセトロン塩酸塩（商品名イリボー）

など

睡眠薬を使うなら

薬物依存が起きにくい非ベンゾジアゼピン系のものがよいでしょう。ゾピクロン（商品名アモバン）、ゾルピデム（商品名マイスリー）は、いずれも推奨度Bとされています。ほかにメラトニン受容体作動性の睡眠薬であるラメルテオン（商品名ロゼレム）があり、睡眠の体内時計を調節していく作用があります。

その他

筋肉のこわばりが強ければ注射療法も有効

腰痛、または首・肩の痛みから、全身の痛みへと広がっていったという人に効果的なのが、トリガーポイント注射です。光線療法を組み合わせればさらに効果的です。

こりをほぐす トリガーポイント注射

　筋肉の張りが強いタイプの患者さんは、腰や首・肩など、もともと痛みがあったところに、筋肉が硬くなったしこりがみられます。痛みが広がる引き金（トリガー）になっていることから、トリガーポイントとよばれます。

　ここに働きかけるのがトリガーポイント注射です。

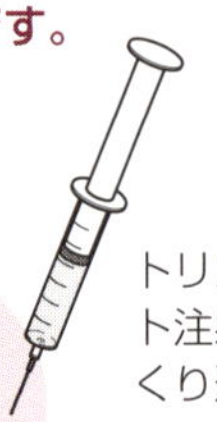

トリガーポイント注射は、数回くり返す

硬くしこったポイントを探す

トリガーポイントでは、長年にわたる強い血流障害が起きている。そこを刺激すると、腕や足にまで痛みが広がる

薬剤を注射

トリガーポイントに針を刺し入れ、麻酔薬などを注入

麻酔薬＋鎮痛薬

　注入する薬剤として、麻酔薬にノイロトロピンを混ぜたものなどが使われる

筋肉の緊張がとける

一時的に筋肉の緊張がゆるみ、血流が改善

くり返すうちに楽になっていく

筋肉のしこりが少なくなり、痛みの広がりを抑えられる

西洋医学と東洋医学を合わせた治療法

　線維筋痛症のなかで、もっとも多いのが筋肉の張りが強く出るタイプ（筋緊張亢進型）。腰痛や、首・肩のひどいこりから全身に痛みが広がっていったというパターンが一般的です。その場合、トリガーポイント注射を試してみるのもよいでしょう。トリガーポイントの多くは、東洋医学でいうツボ（→80ページ）と一致します。その意味では、東洋医学と西洋医学を合わせた治療法といえます。

　線維筋痛症の治療法として、東洋医学に関する検証は十分とはいえません。しかし、西洋医学に基づく薬物治療で効果が薄い場合、試してみる価値はあるでしょう。

漢方を使ってもよい

漢方の有効性については十分なデータがなく、線維筋痛症の治療法としての推奨度はCとされています。

ただ、データがないから効かないともいえません。

漢方は、その人の体質（東洋医学では「証《しょう》」という）に合わないと、まったく効果がありません。証に合ったものを使えば、改善に結びつくこともあります。

▼漢方の選び方の例

- ●冷えがベースにある人⇒当帰芍薬散《とうきしゃくやくさん》
- ●免疫力が弱く、風邪をひきやすい人⇒補中益気湯《ほちゅうえっきとう》
- ●いらだち、興奮が強く、眠れない人⇒抑肝散《よくかんさん》
- ●筋肉がつりやすい、こむら返りを起こしやすい人⇒芍薬甘草湯《しゃくやくかんぞうとう》（通常1日1回）
- ●肩こりがひどく疲れやすい人（とくに更年期の女性）⇒加味逍遥散《かみしょうようさん》

光線療法などの試みも

交感神経の働きが高まりすぎていると、筋肉の緊張がもたらされます。そこで、交感神経の働きを一時的に弱める治療法も試みられています。

スーパーライザーという装置を使い、交感神経が束になった星状神経節に体の外側から光線（近赤外線）を当てる方法はそのひとつで、安全におこなえます。トリガーポイントに照射することもあります。

体の深部の神経に麻酔薬を注入し、神経の働きを一時的にマヒさせる神経ブロック療法は、線維筋痛症の痛みには効きにくい

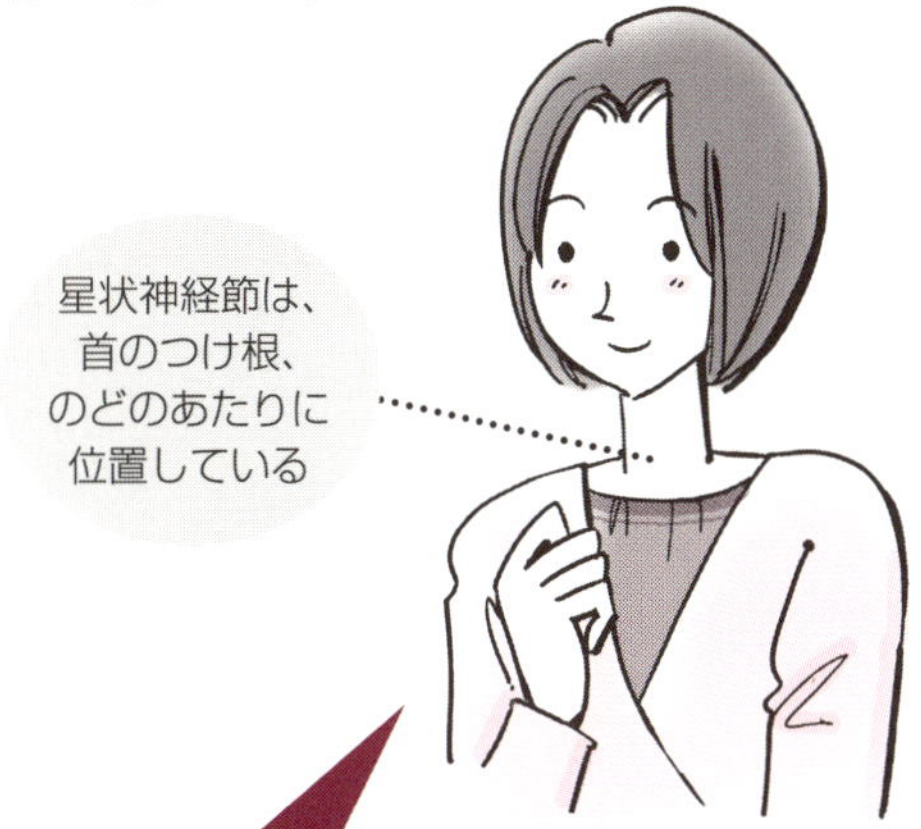
星状神経節は、
首のつけ根、
のどのあたりに
位置している

組み合わせればさらに効果的

トリガーポイント注射とスーパーライザーを併用すると鎮痛効果が強まるうえ、自律神経（交感神経と副交感神経）の働き方のバランスも改善されます。

▼姿勢の変化による自律神経活動の変化（60歳・女性の例）

（岡寛による）

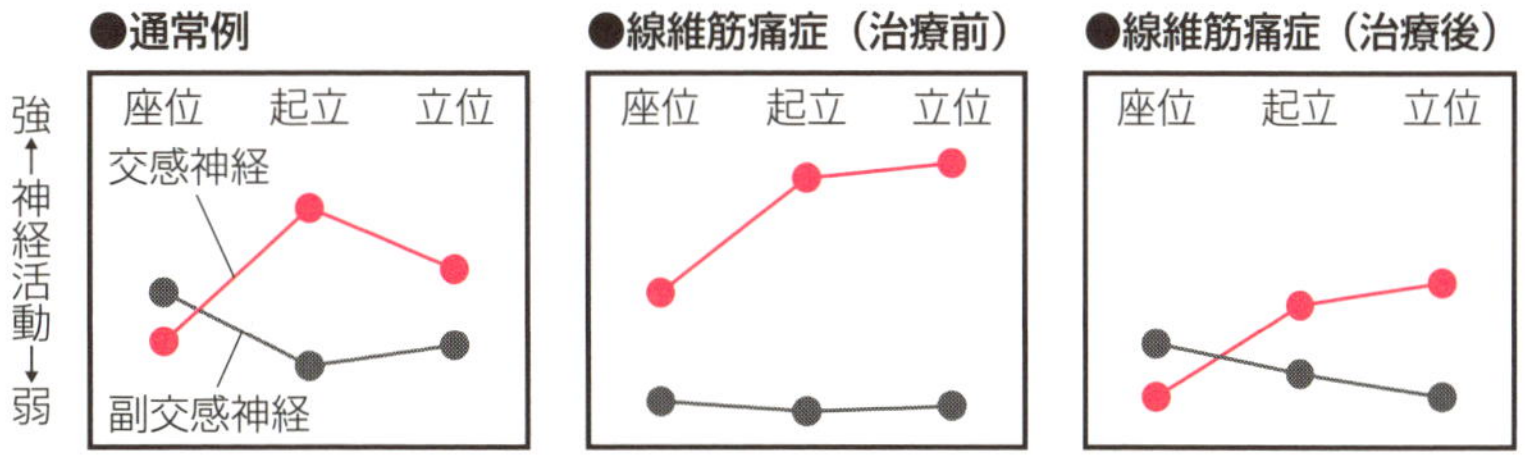
●通常例
●線維筋痛症（治療前）
●線維筋痛症（治療後）
強↑神経活動↓弱
座位
起立
立位
交感神経
副交感神経

通常、座った姿勢では副交感神経が優位、起立時に交感神経優位になる。交感神経の過活動がみられる線維筋痛症の患者に注射プラス同部位への光線照射を実施したところ、交感神経の働きが抑制され、副交感神経とのバランスが補正された

COLUMN

子どもにもみられる線維筋痛症

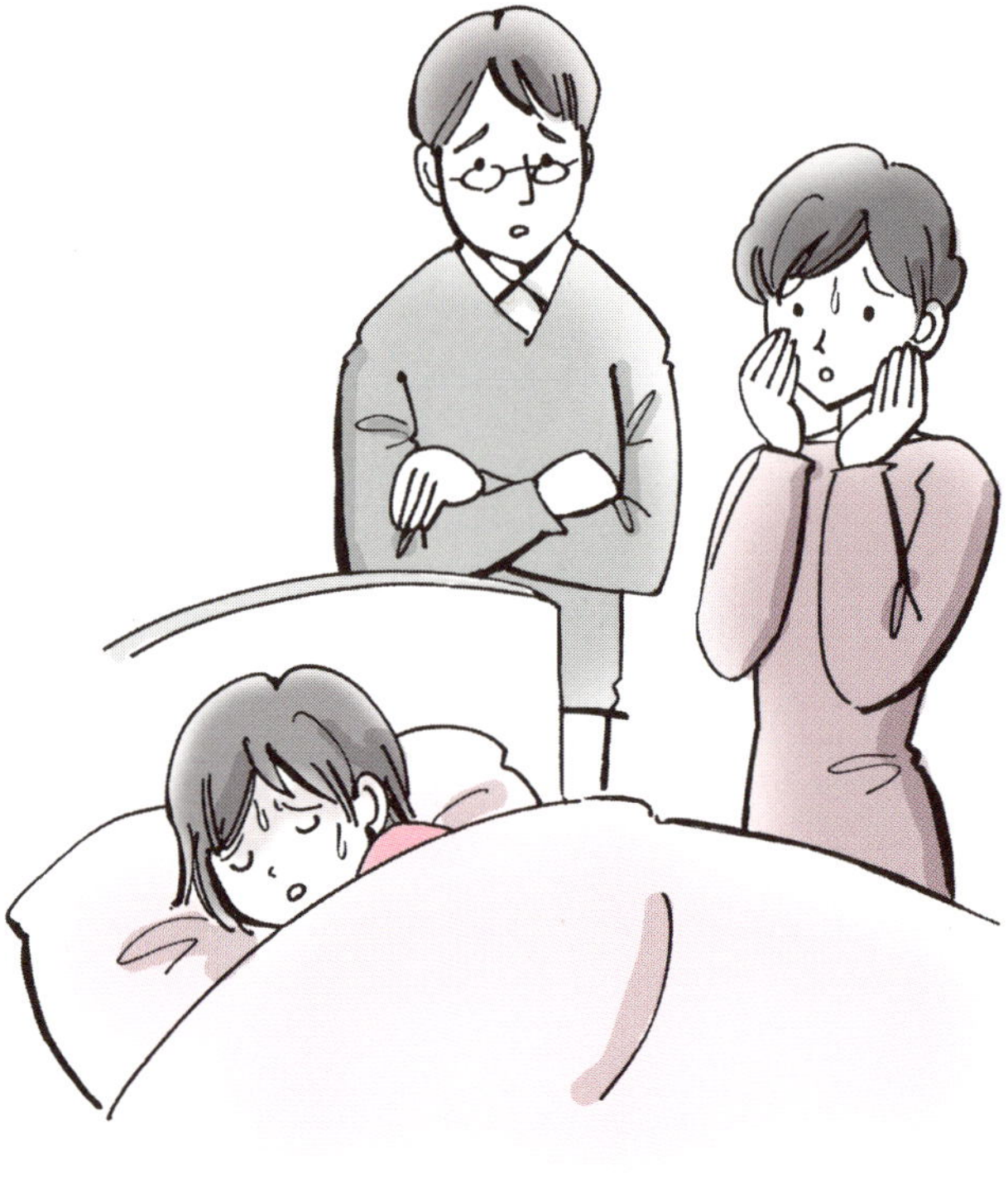

家庭のなかだけでは解決しにくい。医療機関に相談を。若年性線維筋痛症の子どもをもつ親の会（きずなの会）もある（→84ページ）

不登校の原因になっていることも

線維筋痛症の多くは、三〇代以降に発症しますが、子どもだからならないというわけではありません。「頭が痛い」「おなかが痛い」などと痛みを訴えて、長期間欠席を続けている不登校の子どものなかには、じつは線維筋痛症を発症しているケースも少なくないと考えられています。

子どもの場合、親子関係、友だちとの関係など、人間関係のストレスが大きく影響している面はあります。しかし、仮病ではなく、実際に痛みが生じていることを理解しておく必要があります。

大人と同じような薬の使い方はできないこともあり、環境の調整を中心に治療をすすめていきます。

4

薬を使わない痛みの緩和法

これまでの行動パターンや、生活のしかた、
痛みがあるときの過ごし方を見直し、改めることも
症状を緩和させる効果があります。
無理はしない、でも、痛みに負けない。
そんな気持ちで、できることから始めていきましょう。

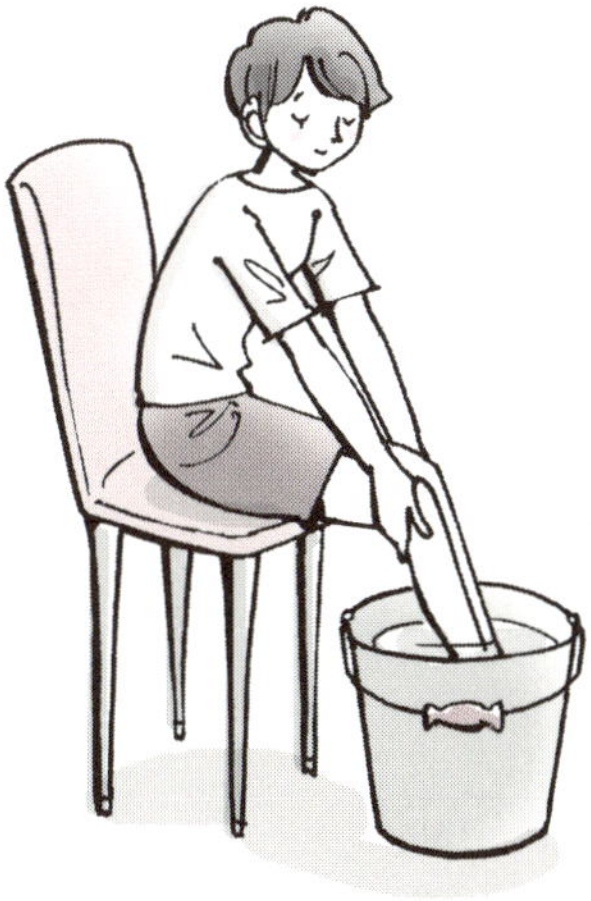

前回のストーリーは48～49ページ。続きは86～87ページへ

ケース④改善

小さな一歩も改善につながる

治療を始めたからといって、調子がよいときばかりではありません。でも、長い目でみれば状態はよくなっていきます。あせらず、一歩ずつ、進んでいきましょう。

Aさん 40代女性

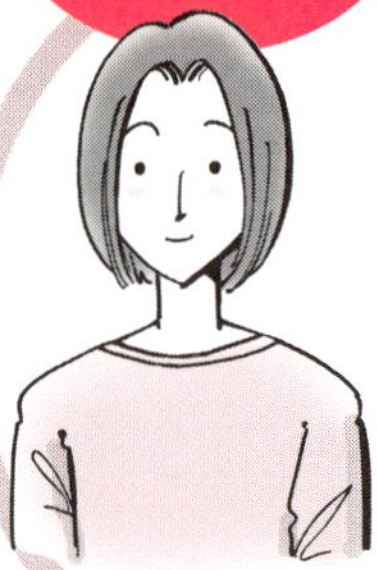

線維筋痛症と診断され治療を始めたあとも、劇的に改善したとまでは言えず、就労はむずかしい状態が続いています。でも、なにが起きているのかわからない恐怖心や不安感がやわらいだことで、気持ちはずいぶん楽になりました。

ここ数年の間に、病名も少しずつ知られてきたように感じます。周囲の人に自分の状態を説明すると納得してもらえるようになってきました。

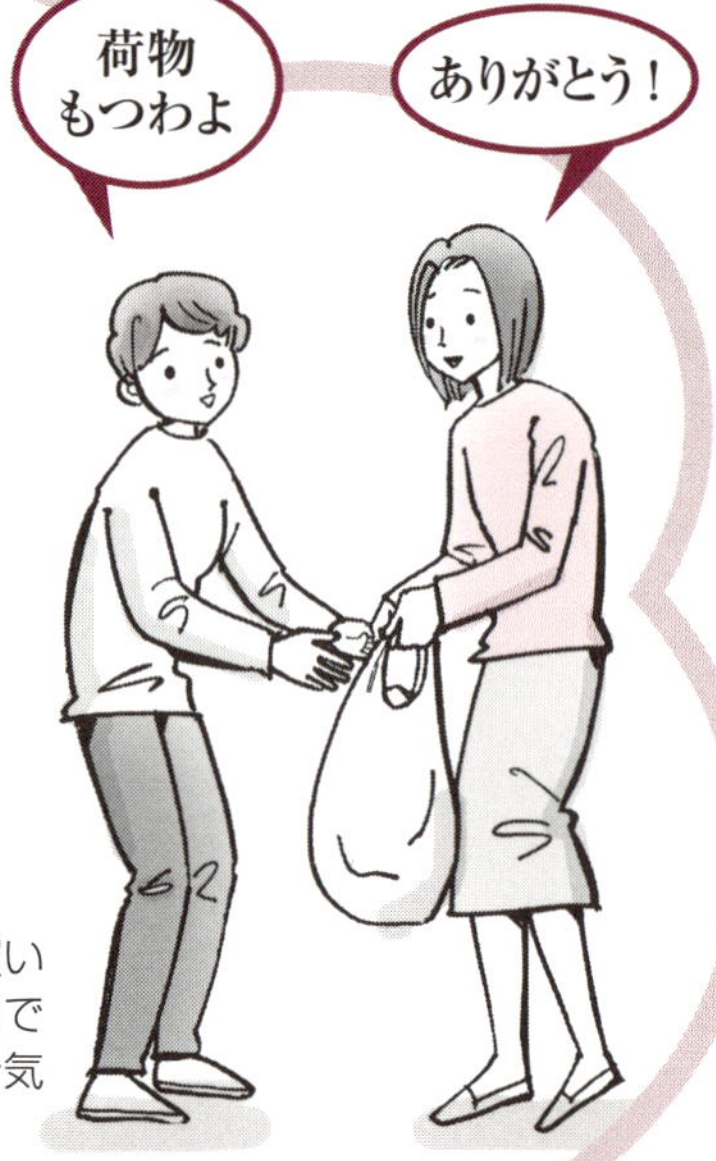
荷物もつわよ
ありがとう！

調子がよい日は自分で買いものに出られるくらいまでは回復してきた。体調を気遣ってくれる人もいる

Bさん 40代男性

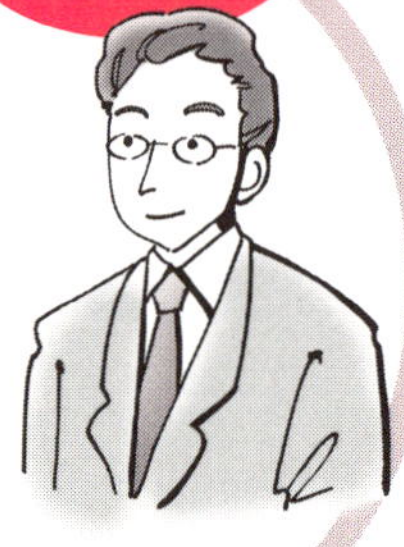

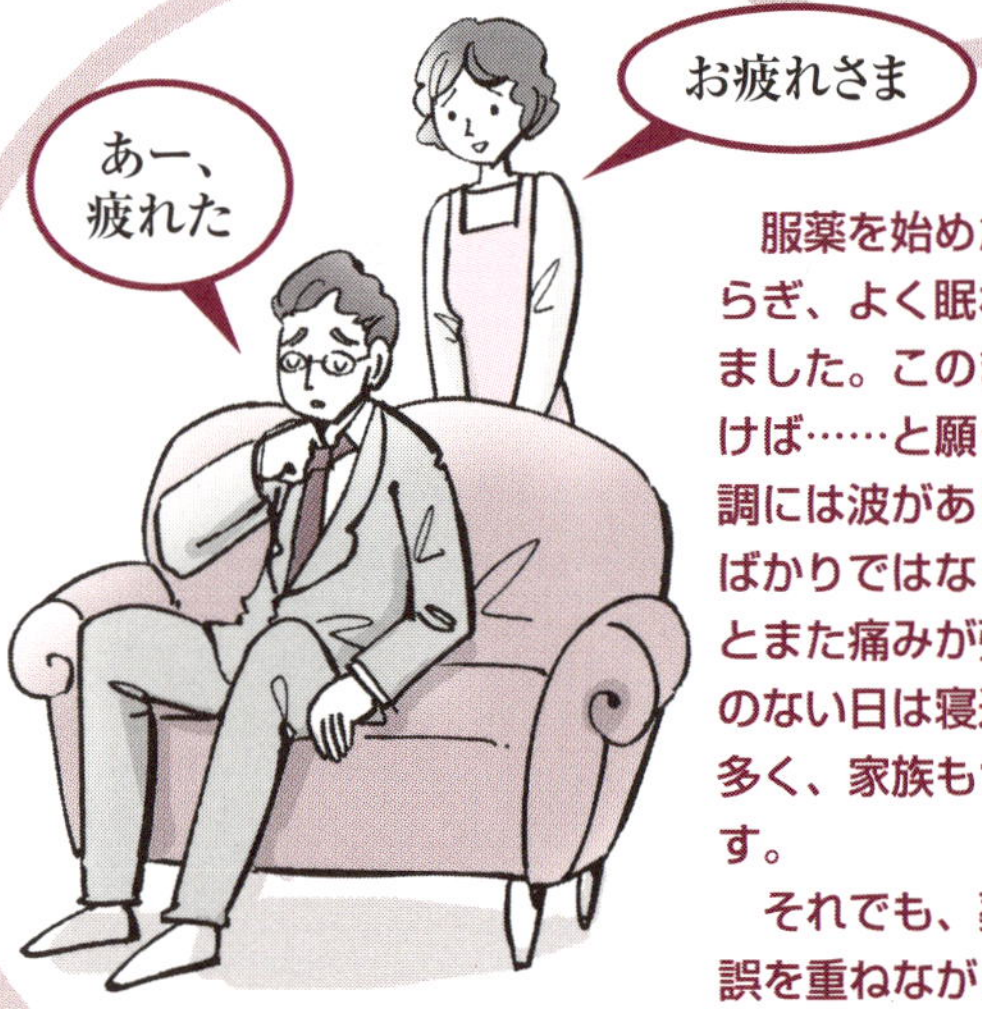
お疲れさま
あー、疲れた

服薬を始めたことで痛みはやわらぎ、よく眠れる日も増えていきました。このまま痛みが消えていけば……と願っていましたが、体調には波がありました。よいときばかりではなく、少し無理をするとまた痛みが強くなります。仕事のない日は寝込んでしまうことも多く、家族もつらかったと思います。

それでも、薬の調整など試行錯誤を重ねながら2年間ほど過ごすうちに、寝込む日はほとんどなくなり、改善を実感できるようになりました。

仕事から帰るとドッと疲れが出る。それでも仕事は続けられている

Cさん 50代女性

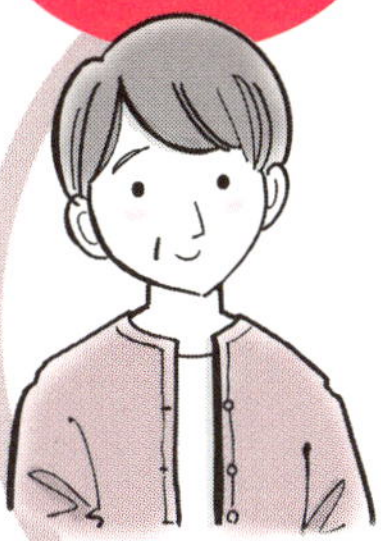

痛みが少し軽くなるにつれ、自分に起きていることを知ろうという気持ちも生まれてきました。それまでは、早く楽になりたい、治してほしいという気持ちばかりだったのです。それで、線維筋痛症友の会の存在を知ったときは、すぐに連絡をとりました。線維筋痛症について勉強するうちに、自分の体とちゃんと向き合えるようになってきました。

自分が病気になったことで、うつ病をかかえる夫のつらさも理解できるようになりました。夫は復職し、なんとか仕事に通っています。えらい、ありがたいと感謝しています。

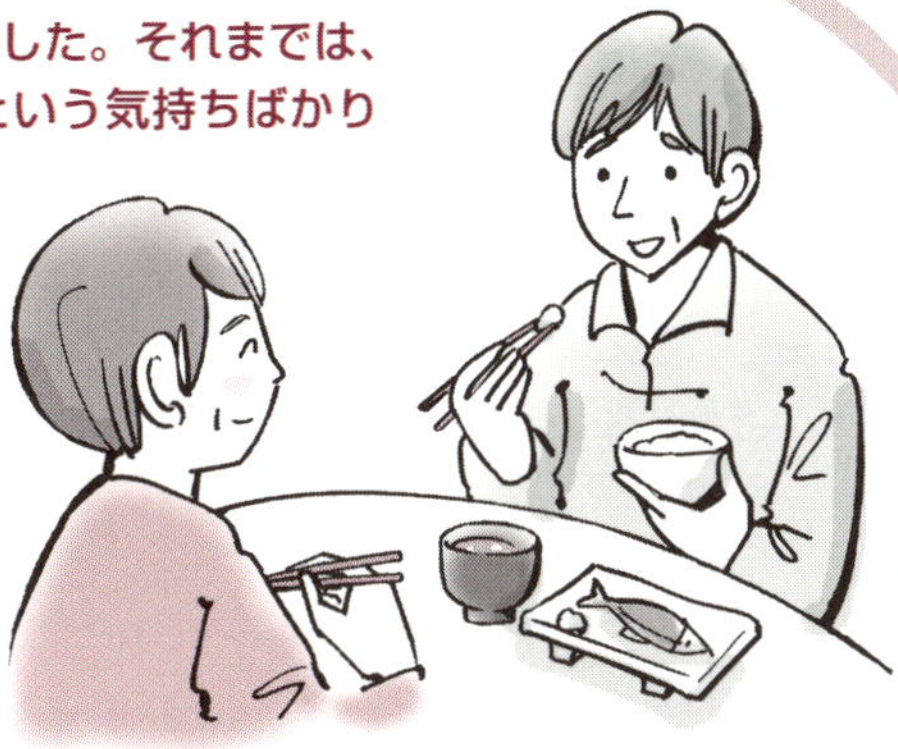

助け合って生きていくことが大切だと、日々実感しているCさん

Dさん 30代女性

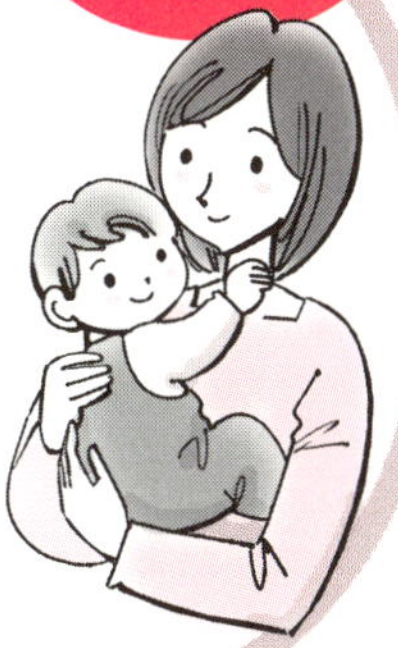

服薬開始後、あきらめていたことが、いろいろできるようになってきました。たとえば、枝豆の殻を自分でむいて食べること。シャワーを浴びること。指先に少しでも力を入れると激痛が走ったり、水に当たるだけで刺されるような痛みが生じたりすることがなくなってきたおかげです。

しばらくは車で通っていた病院に、電車で行けるようにもなりました。「痛みに苦しんでいるだけの自分に生きている価値はあるのか」と、ずっと悩んできましたが、「普通の生活を送りたい」と思い、希望をもてるようになってきました。

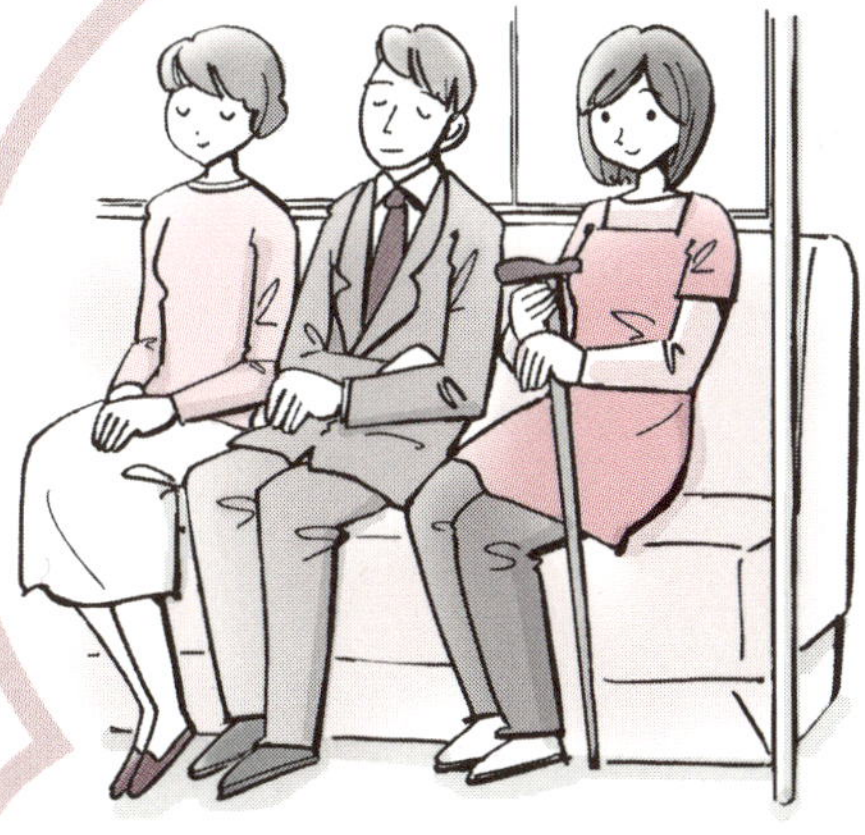

自分の足で移動できるようになってきた

認知行動療法

「ものの見方」が変われば行動も変わる

認知行動療法は、薬を使わない治療法のなかでもとくに重要なもの。

治療に前向きに取り組めるようにするために、ものごとのとらえ方から見直してみるという方法です。

基本的な考え方

気分や行動は、ものごとのとらえ方しだいで変わるもの。ものごとのとらえ方を「認知」といいます。認知のあり方を修正し、気分や行動を変えていこうというのが、認知行動療法の基本的な考え方です。

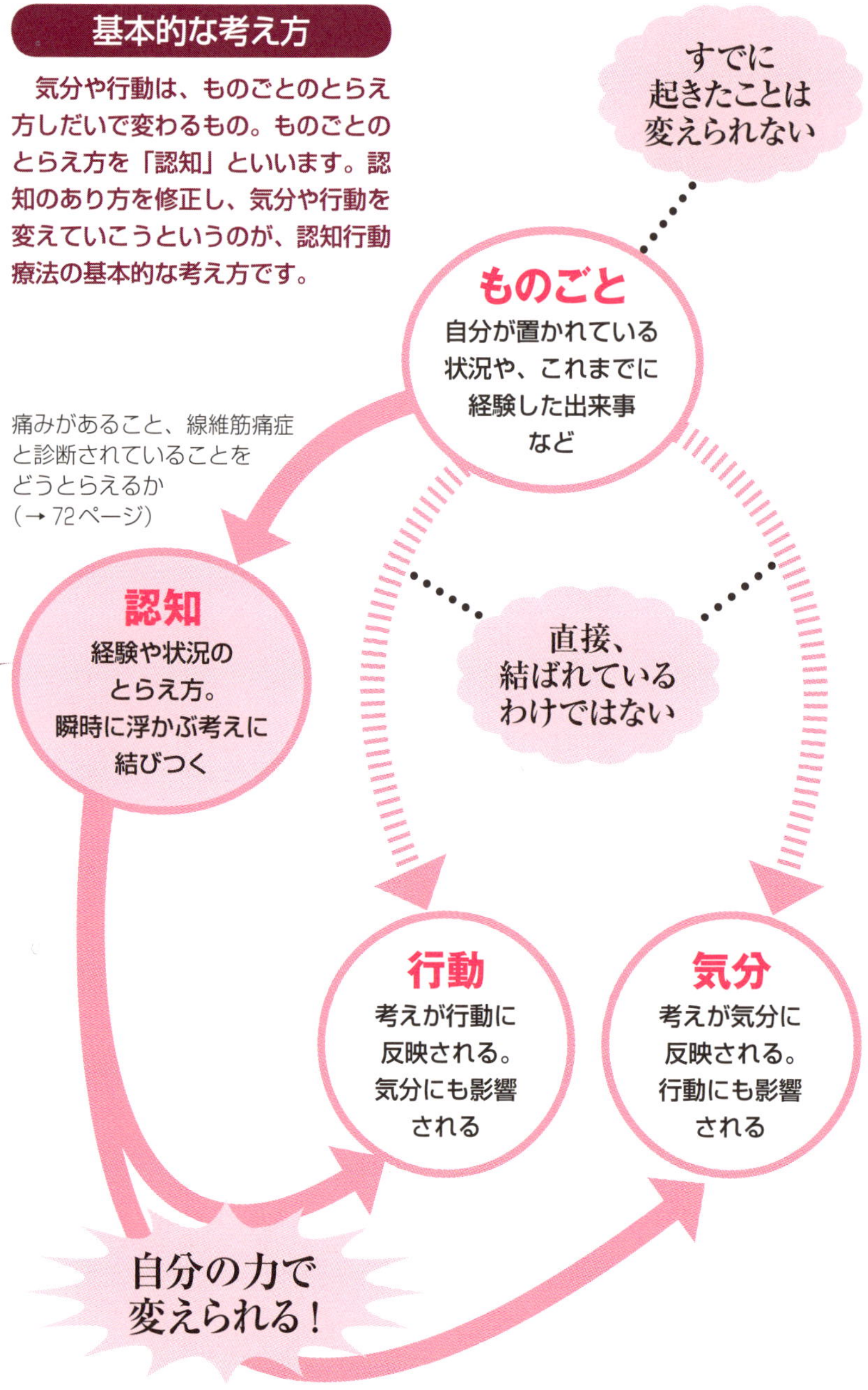

すでに起きたことは変えられない
ものごと
自分が置かれている状況や、これまでに経験した出来事など
痛みがあること、線維筋痛症と診断されていることをどうとらえるか（→ 72ページ）
認知
経験や状況のとらえ方。瞬時に浮かぶ考えに結びつく
直接、結ばれているわけではない
行動
考えが行動に反映される。気分にも影響される
気分
考えが気分に反映される。行動にも影響される
自分の力で変えられる！

前向きになるための方法

治療に対して前向きな姿勢を保ち、行動範囲を狭めないようにすることは、慢性的な痛みを軽くする大きな要因になります（→42ページ）。

とはいえ、「前向きになろう」と思っても、ただ思っているだけで気分や行動を変えられるものではありません。そこで実践したいのが認知行動療法です。

自分の考え方のクセに気づこう

ものごとのとらえ方や考え方には、その人なりのクセがあります。自分のクセに気づくことは、認知行動療法に欠かせないステップです。

痛みのとらえ方にも、毎日の過ごし方にも、考え方のクセは反映されます。これまで無理をしすぎてきた自分に気づくきっかけにもなるでしょう。

自分を追いつめてしまう考え方をチェック!

当たり前と思ってきた考え方のクセが、気分を滅入らせたり、行動を過度に制限したりすることにつながっている可能性があります。

以下に示す項目のなかで、自分に当てはまると思うものをチェックしてみましょう。チェックの数が多い人ほど、認知行動療法を実践する必要性が高いといえます。

- □「白か黒か」「全か無か」「善か悪か」など、はっきりさせたい
- □ひとつの例を、すべてに当てはめて考えがち
- □「こうすべき」「ああすべきではない」などという自分なりのルールをたくさんもっている
- □十分な根拠もないまま、相手が自分を否定的にみていると考えがち
- □否定的な予測を立て、それが真実だと考えてふるまう結果、予測どおりの事態に陥る
- □こんなにつらいのだから、実際にひどいことが起きていると考える
- □自分や他人に「ダメな人」「冷たい人」などというレッテルを貼り、ほかの面をみようとしない
- □関心のあることは大きくとらえ、それ以外は「たいしたことではない」と軽視する
- □事実関係や確率を無視して、悲観、絶望し、なげやりになる
- □悪いことはなんでも「自分のせい」にしてしまう

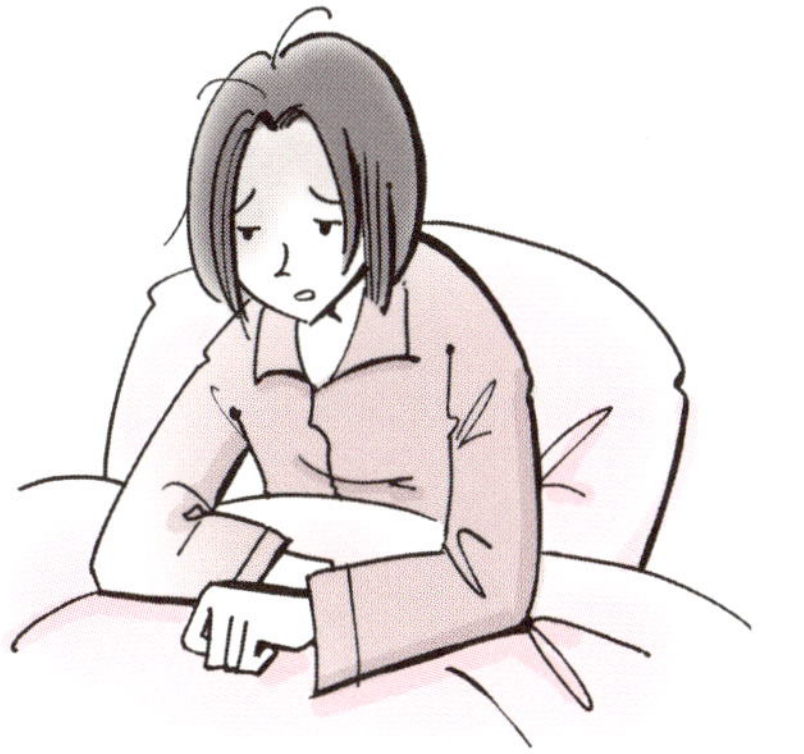

認知行動療法

小さな目標を立てて行動を開始しよう

痛みに対して「なにをしても無駄」などと思い込んでしまうと、気分は滅入り、治療に対して前向きに取り組みにくくなります。決めつけ、思い込みを改めて行動の変化に結びつけましょう。

小さな実践が大きな変化を生む

「どうせなにをしても、この痛みはよくならない」などという否定的・悲観的な思い込みは改めて、少しずつ行動してみましょう。なげやりにならず、小さな行動を積み重ねることが、大きな変化につながります。

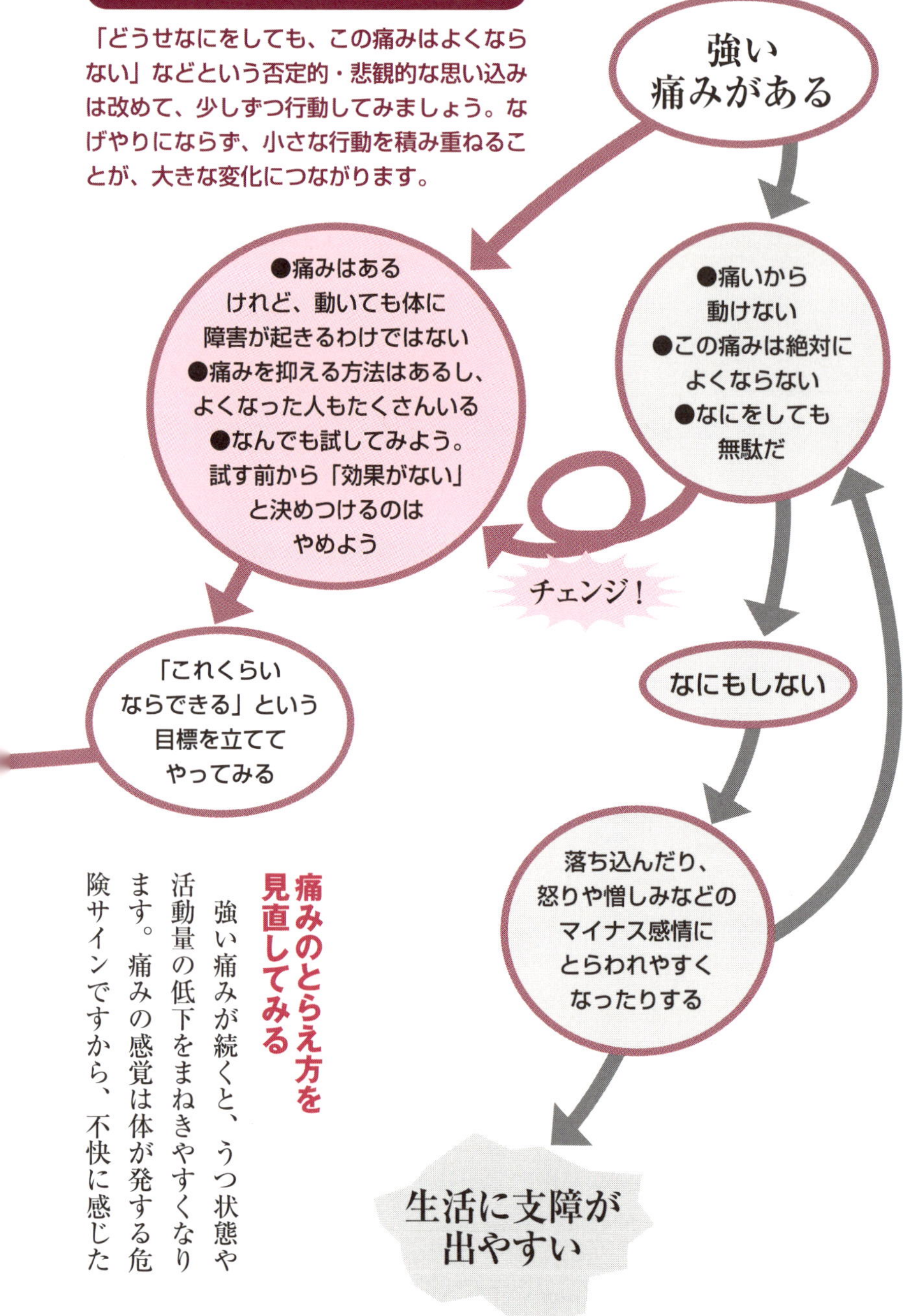

強い痛みがある
●痛いから動けない
●この痛みは絶対によくならない
●なにをしても無駄だ
なにもしない
落ち込んだり、怒りや憎しみなどのマイナス感情にとらわれやすくなったりする
生活に支障が出やすい
チェンジ！
●痛みはあるけれど、動いても体に障害が起きるわけではない
●痛みを抑える方法はあるし、よくなった人もたくさんいる
●なんでも試してみよう。試す前から「効果がない」と決めつけるのはやめよう
「これくらいならできる」という目標を立ててやってみる

痛みのとらえ方を見直してみる

強い痛みが続くと、うつ状態や活動量の低下をまねきやすくなります。痛みの感覚は体が発する危険サインですから、不快に感じた

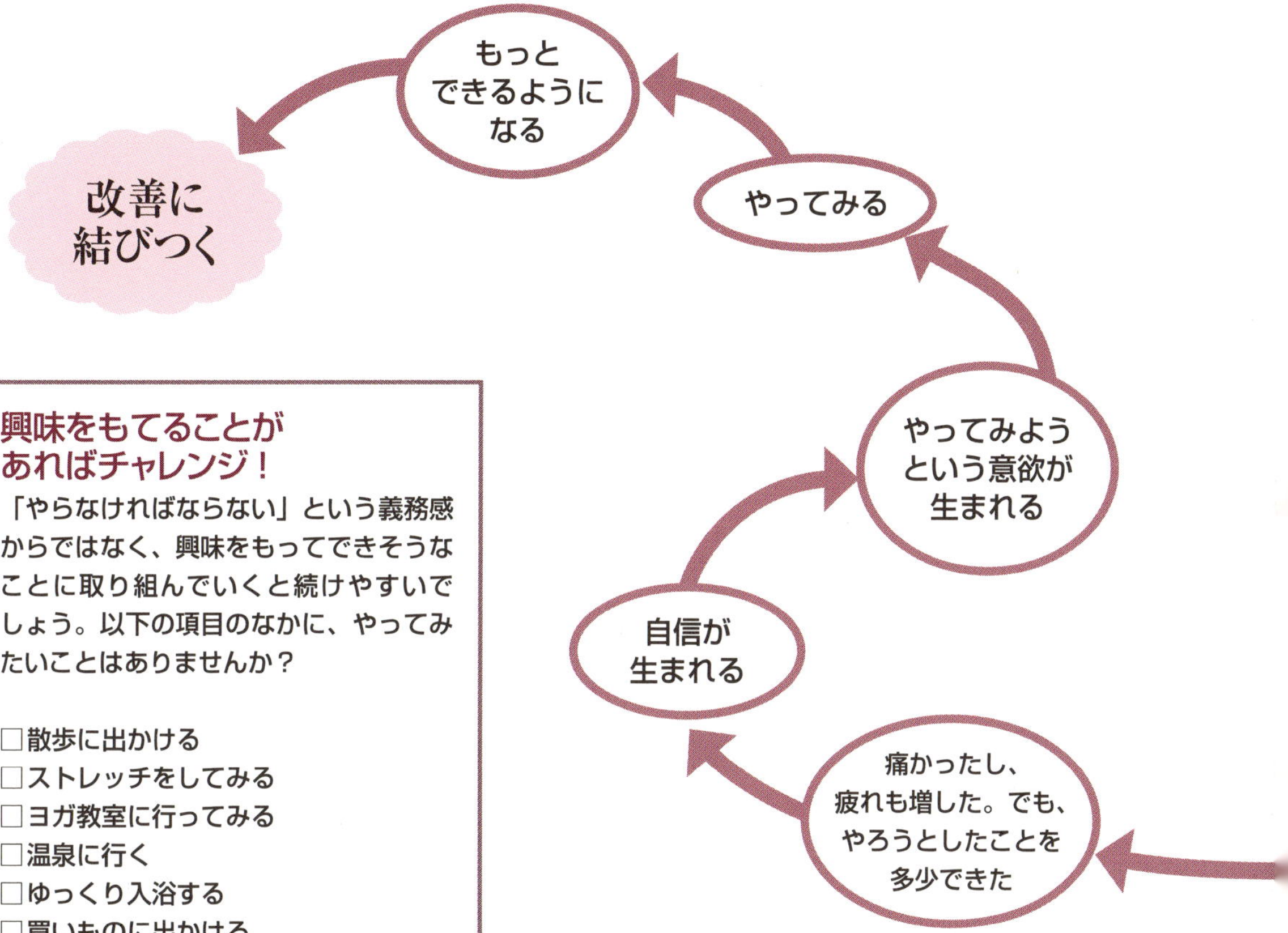
痛かったし、
疲れも増した。でも、
やろうとしたことを
多少できた
自信が
生まれる
やってみよう
という意欲が
生まれる
やってみる
もっと
できるように
なる
改善に
結びつく

興味をもてることがあればチャレンジ！

「やらなければならない」という義務感からではなく、興味をもってできそうなことに取り組んでいくと続けやすいでしょう。以下の項目のなかに、やってみたいことはありませんか？

□散歩に出かける
□ストレッチをしてみる
□ヨガ教室に行ってみる
□温泉に行く
□ゆっくり入浴する
□買いものに出かける
□友だちといっしょに出かける
□線維筋痛症についての講演会や勉強会に参加してみる
□好きな音楽を聴く
□好きなアーティストのコンサートに行く
□楽器の演奏に挑戦してみる
□カラオケ店に行き、好きなだけ歌ってくる
□お笑い、落語などのライブに出かける
□ペットを飼って、世話をする
□植物を育てる

り、回復をはかるために休みたくなったりするのは当然です。

しかし、線維筋痛症の痛みは、基本的には脳の誤作動で発せられたもの。体の組織に重い障害が生じているわけではありません。「痛みがある」という状況と、気分、行動を切り離して考えてみることが必要です。

「痛みがあるからダメ」ではなく、「痛くてもやれることはある」という姿勢で、毎日、小さな行動目標を立てて実践してみることが大切です。

運動療法

動かないから動けなくなる

「痛いときは安静に」という考え方は、炎症が激しいときや外傷の直後など、ごく短期間にのみ当てはまること。線維筋痛症の場合、痛みが強くても動くことが改善につながります。

廃用性筋萎縮の起こり方

筋肉や骨、関節などの運動器官は、適度に動かし続けることで、その機能を維持することができます。動かない状態が続くと、運動機能は低下してしまいます。

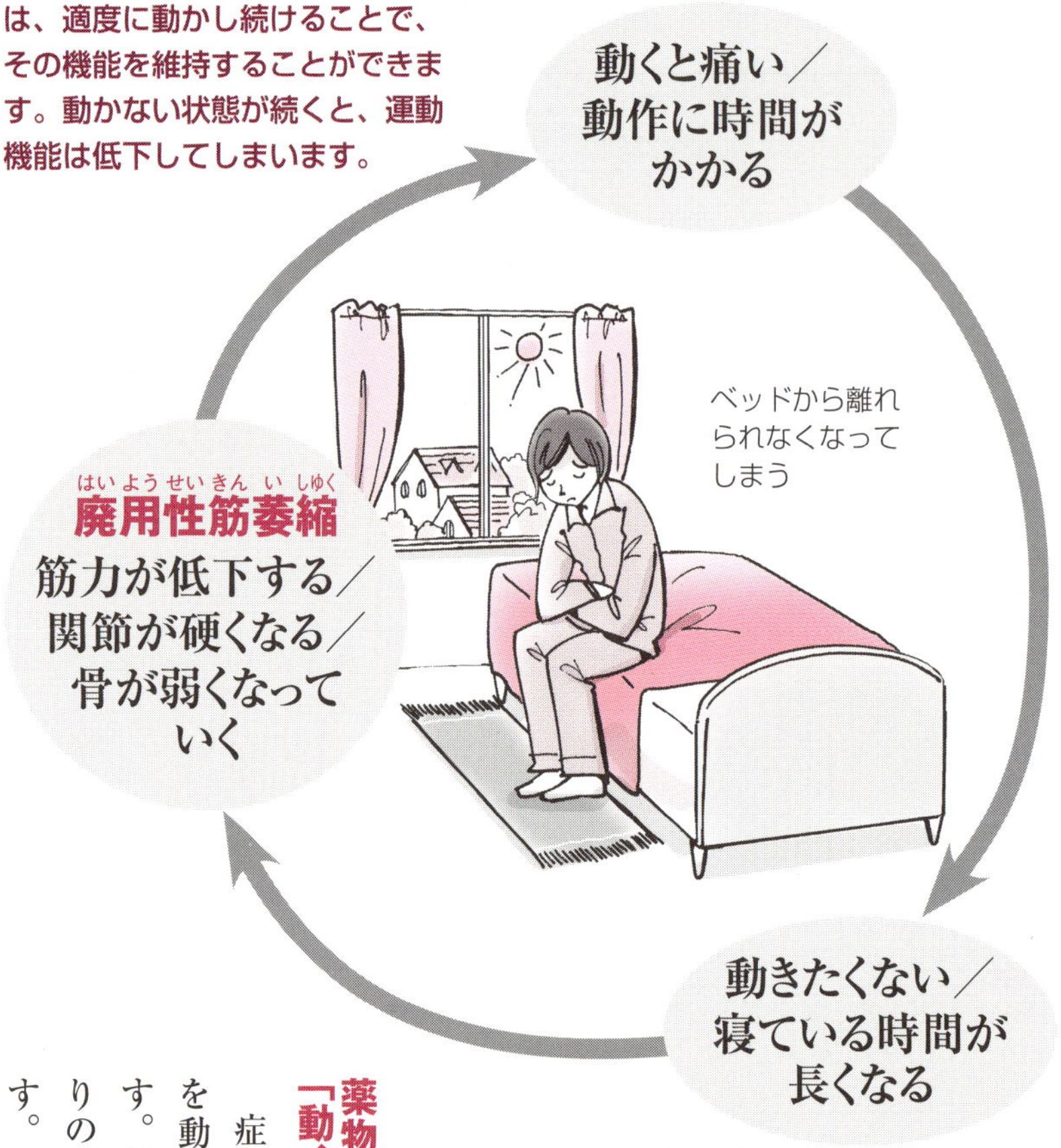

動くと痛い／動作に時間がかかる
動きたくない／寝ている時間が長くなる
廃《はい》用《よう》性《せい》筋《きん》萎《い》縮《しゅく》
筋力が低下する／関節が硬くなる／骨が弱くなっていく
ベッドから離れられなくなってしまう

動かないことで、より痛みに敏感になるおそれも

活動量が減ると、血流量が低下します。末梢神経を刺激する代謝物質などが組織にたまりやすくなり、さらに痛みを感じやすくするおそれがあります。

薬物療法と並行して「動く」ことを心がける

症状が強い患者さんは、少し体を動かすだけでも激痛が走ります。痛みのために動けず、寝たきりの状態が続いてしまう人もいます。

運動療法の目的を認識しておく

活動量の低下は、日常生活そのものに大きく影響します。動ける体を取り戻す、あるいは動ける状態を維持することは、生活の質を保つうえで重要なことです。

痛みがあっても動く／少しずつ、運動量を増やす

痛みがあっても動けることがわかる

運動によって痛みが強まることがあったとしても、一時的なもの。「この状態でもできる」という自信が、次につながっていきます。

痛みの軽減につながる

研究データでは、中等度の有酸素運動が、線維筋痛症の痛みの改善に効果的であることが示されています。有酸素運動とは、ジョギングや水泳に代表されるように、運動時に息がはずみ、呼吸量が増えるような運動のこと。「ややきつい」と感じる程度の運動量が中等度にあたります。

運動機能の低下が防げる

運動機能の低下は疲れやすさの一因に。運動を心がけることで運動機能の回復・維持に努めていれば、疲れにくくなっていきます。

改善を後押しする

「症状がない状態になってから」ではなく、「症状があってもできる」と理解し、行動することが、改善を早めるためには重要です。

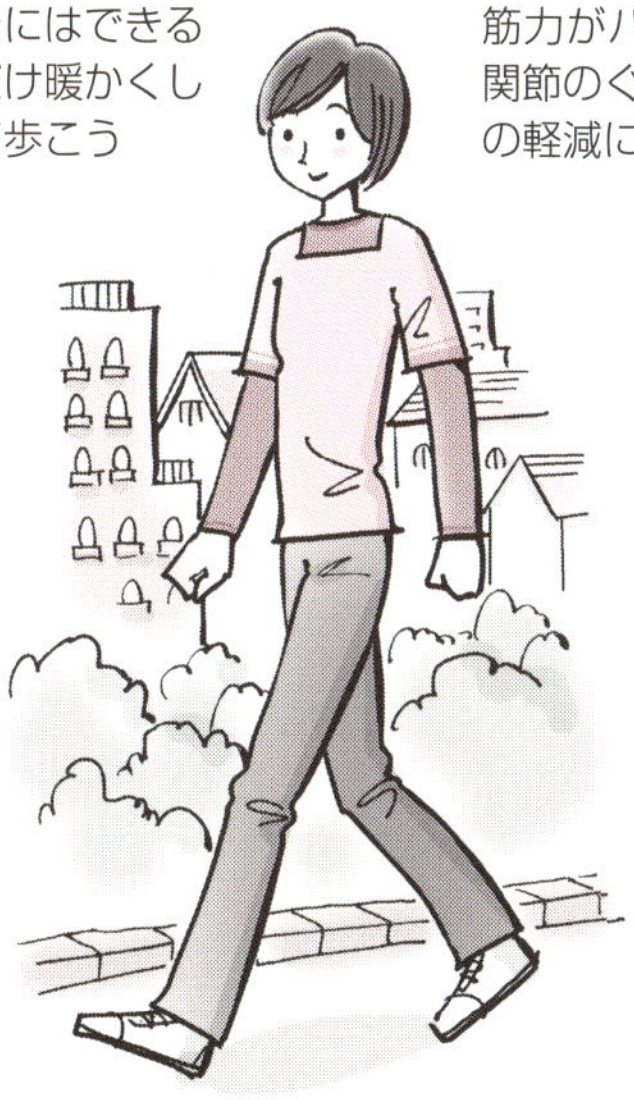

調子がよいときにはできるだけ暖かくして歩こう

筋力がバランスよくつくと、関節のぐらつきが減り、痛みの軽減につながることもある

寝たきりの状態が続くと、痛みもさることながら、筋肉や関節の状態が変わってしまいます。これを廃用性筋萎縮といいます。痛みのためだけでなく、運動機能そのものが障害され、動こうとしても動けない状態になってしまうおそれがあるわけです。

このような事態を避けるためには、薬で痛みの抑制をはかりながら、できるだけゆっくり動くようにすることが必要です。「痛みはあるけれど、動ける」ということを理解し、活動量が極端に減らないようにしていきましょう。

運動療法

動くことがリハビリにつながる

日常生活に支障が出ないようにするための機能訓練がリハビリテーション（リハビリ）。むずかしそうに思うかもしれませんが、楽しんで続けられる運動も立派なリハビリになります。

運動による筋肉痛は症状の悪化とは違うもの

運動したほうがよいと言われても、「動けば、ますます痛くなってしまう」と感じている人もいらっしゃるでしょう。しかし、運動不足の状態で動けば筋肉痛になるのは当たり前です。動いたときに痛みが増すのは「筋肉を動かした証拠」と前向きにとらえましょう。筋肉痛と線維筋痛症の痛みは違うものなのです。

筋力が低下していれば運動で疲れやすいのも当然です。これも症状の悪化ではなく運動不足の影響です。運動習慣をつけて、筋力を戻していくことも大切です。

「やりすぎ」に注意

線維筋痛症の患者さんの多くは、もともと努力家で完璧主義。「運動する」と決めると、体調を無視してやりすぎてしまうことがあります。「ほどほど」を心がけていきましょう。

▼ありがちなパターン

運動しすぎる

↓

痛みがひどくなったり、疲労感が増したりする

↓

運動でよくなるわけがない。もう、運動なんてするものか！

続けるためのコツ

長く続けるためには、初めから無理をしないこと、体調の波に合わせることが大切です。

細切れでよい

痛みがあるときに、長く運動を続けるのはむずかしいものです。近くに買いものに行く、掃除をする、体操をするなど、体を動かす時間はそれぞれ短時間でも、こまめに動くようにすれば、運動の効果は得られます。

楽にできるようなら、運動量をアップさせる

運動中に「楽にできる」と感じるようなら、もう少し運動量を増やしてみましょう。逆に「かなりきつい」と感じるようならやりすぎ。運動の内容を見直したり、時間を減らしたりしましょう。

おすすめの運動は?

運動といっても、痛みがある状態で体を激しく動かしたり、勝敗を争ったりするようなスポーツをするのはむずかしいもの。動きがゆるやかで、自分のペースで続けられるものに取り組んでみるとよいでしょう。

太極拳

ゆるやかな動きが特徴的。
アメリカでの研究で、線維筋痛症に効果的であることが判明しています。
独特のポーズを習得すれば、自宅でもおこなえます。

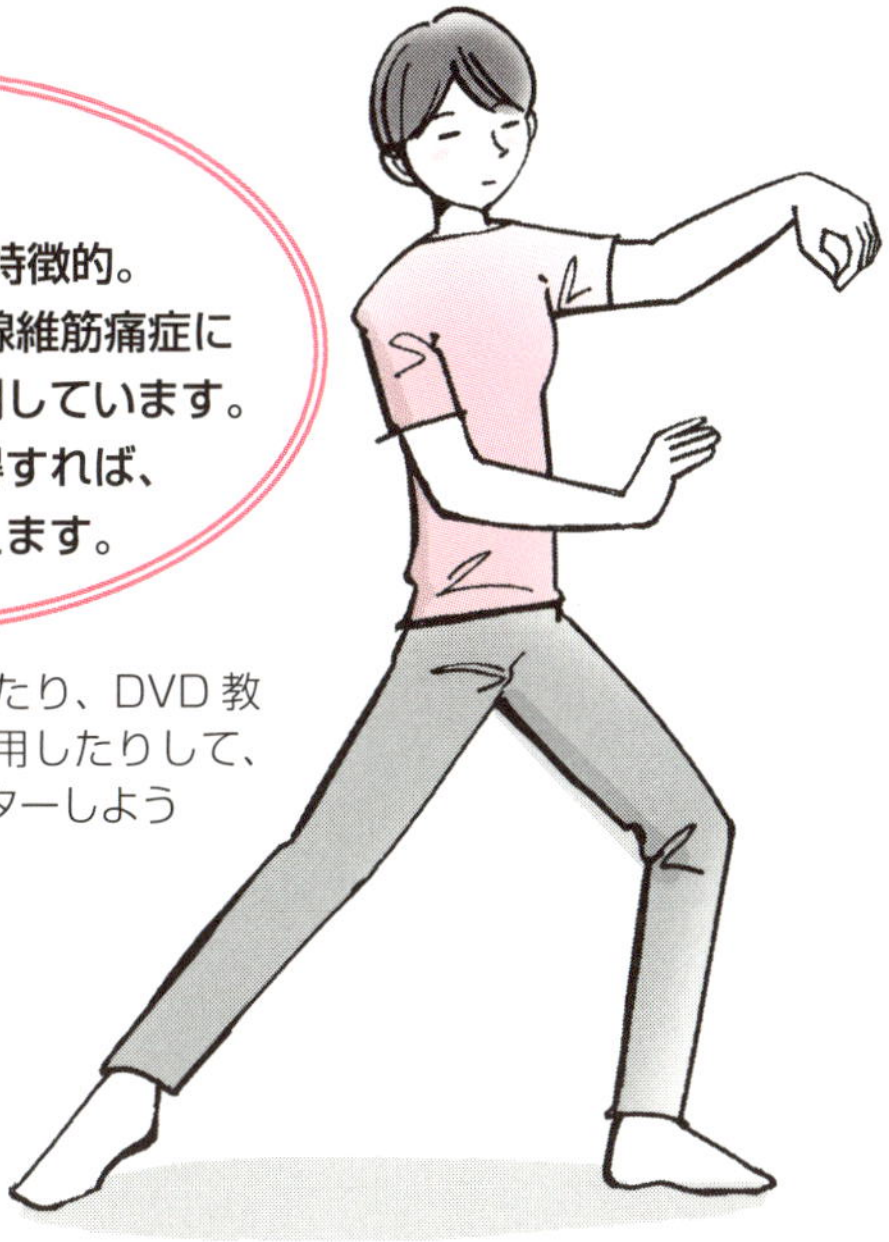

教室に通ったり、DVD 教材などを利用したりして、動きをマスターしよう

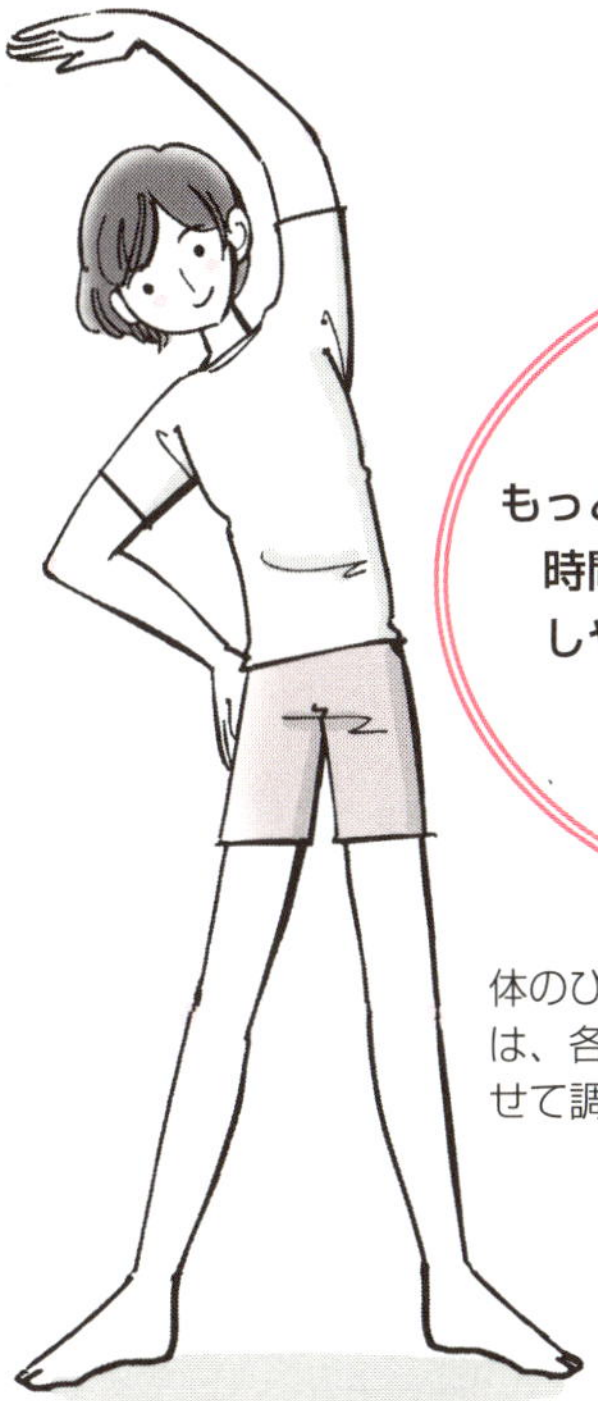

ラジオ体操／テレビ体操

もっとも手軽な方法です。放送・放映の時間が決まっているので習慣づけもしやすいでしょう。お手本どおりに動けばかなりの運動量になりますが、できる範囲でかまいません。

体のひねりぐあいなどは、各自の状態に合わせて調整しよう

教室に通い、指導を受けるのがベスト

ヨガ

独特のポーズと呼吸法、瞑想法を組み合わせて、心身のバランスを整えていきます。
慢性疼痛の患者さんを対象にした研究では、週 1 回、60〜120分のペースで続けることで、痛みが改善したという報告があります。

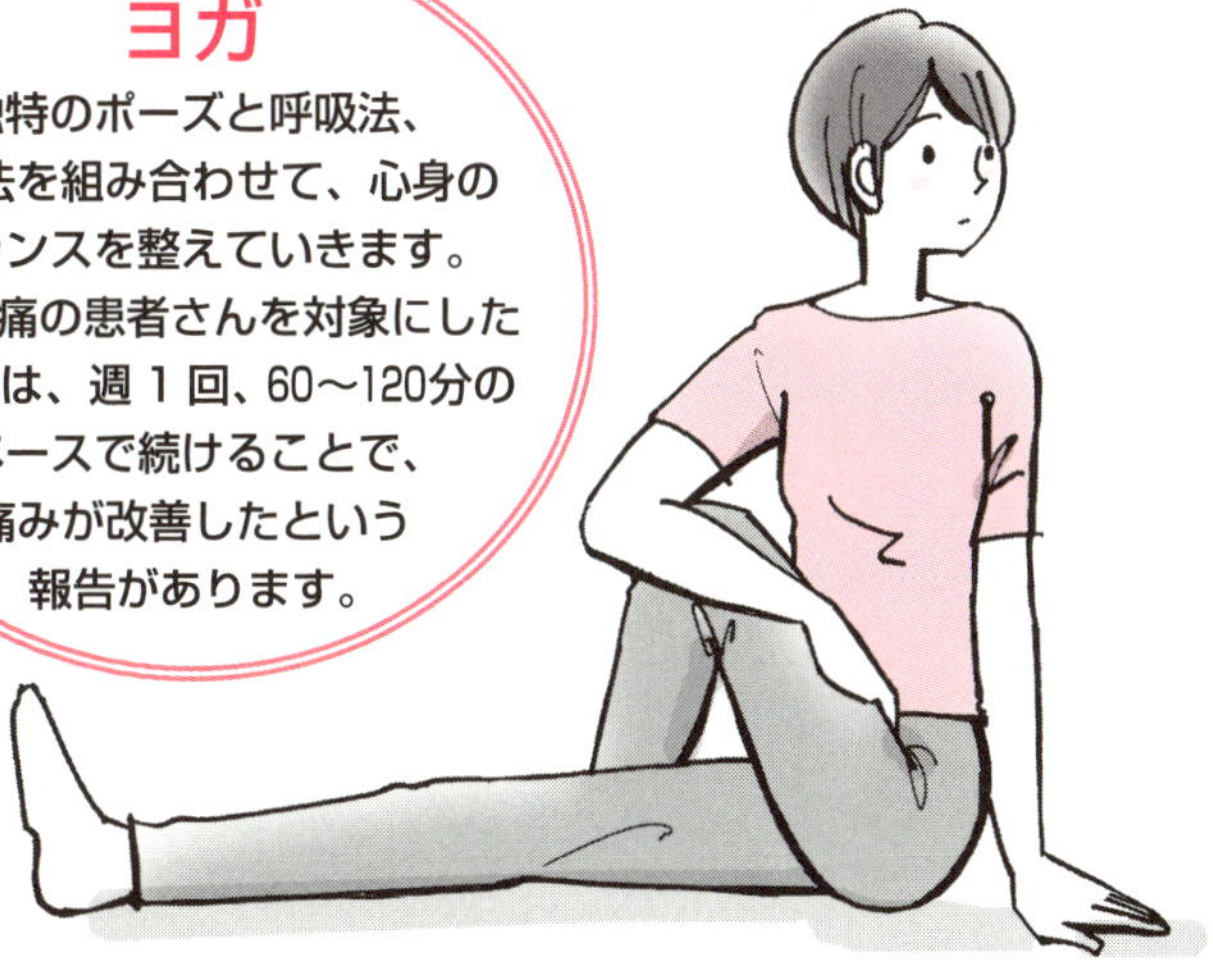

散歩も運動習慣のひとつ

歩くことは運動の基本です。気候のよい日は散歩に出かけてみましょう。歩くペースを速くしたり、歩く距離を長くしたりすることで、運動量の調整が簡単にできる点も大きなメリットです。

リラクセーション

ストレッチ、腹式呼吸でリラックス

強い痛みは、内臓の働きなどを調整している自律神経系の働きにも影響を及ぼします。自律神経の乱れは、さまざまな不快症状をまねく一因に。バランスの回復をはかりましょう。

自律神経の安定化が症状改善に役立つ

強い痛みは自律神経のうち交感神経の働きを強めます。末梢血管の収縮が続き、痛みやこわばりを強める一因になります。

逆に、交感神経の働きが高まりすぎた反動で副交感神経優位の状態に陥り、「やる気が出ない」などといった状態になることも。症状の改善には、自律神経の働きを安定させることも大切なのです。

痛みは自律神経の働きを乱す

自律神経には、危機に備えて体を興奮状態にする交感神経と、疲れた体の回復をはかるためにリラックスした状態にする副交感神経があります。

痛みが続いていると、両者の働きがアンバランスになりがちです。

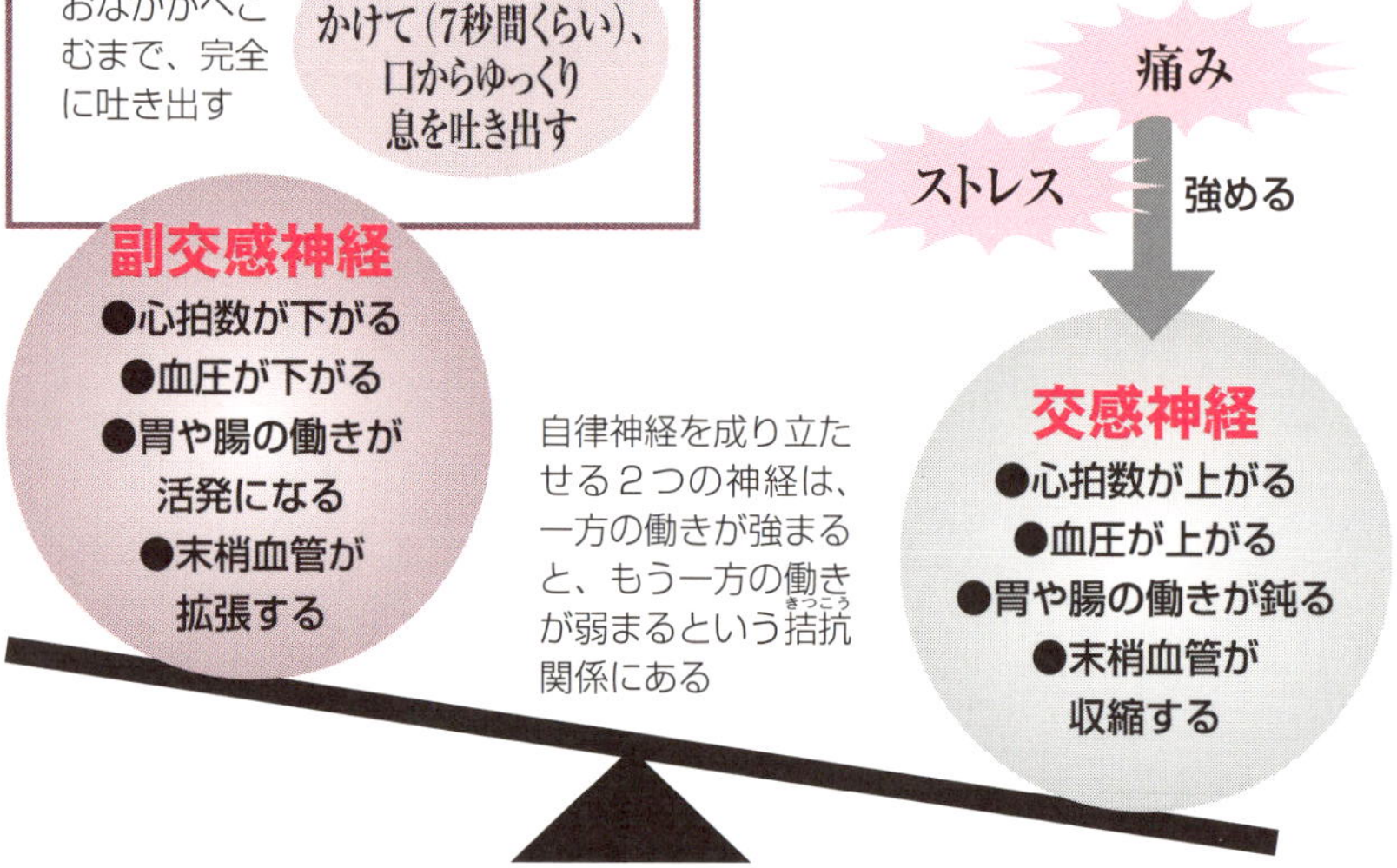

痛み
ストレス
強める
副交感神経
●心拍数が下がる
●血圧が下がる
●胃や腸の働きが活発になる
●末梢血管が拡張する
交感神経
●心拍数が上がる
●血圧が上がる
●胃や腸の働きが鈍る
●末梢血管が収縮する
自律神経を成り立たせる2つの神経は、一方の働きが強まると、もう一方の働きが弱まるという拮抗《きっこう》関係にある

腹式呼吸でスイッチを切り替えよう

交感神経がたかぶっているときには、呼吸が浅く、早くなりがち。意識的に深く、ゆっくりと腹式呼吸をくり返すことで、副交感神経の働きを強めることができます。

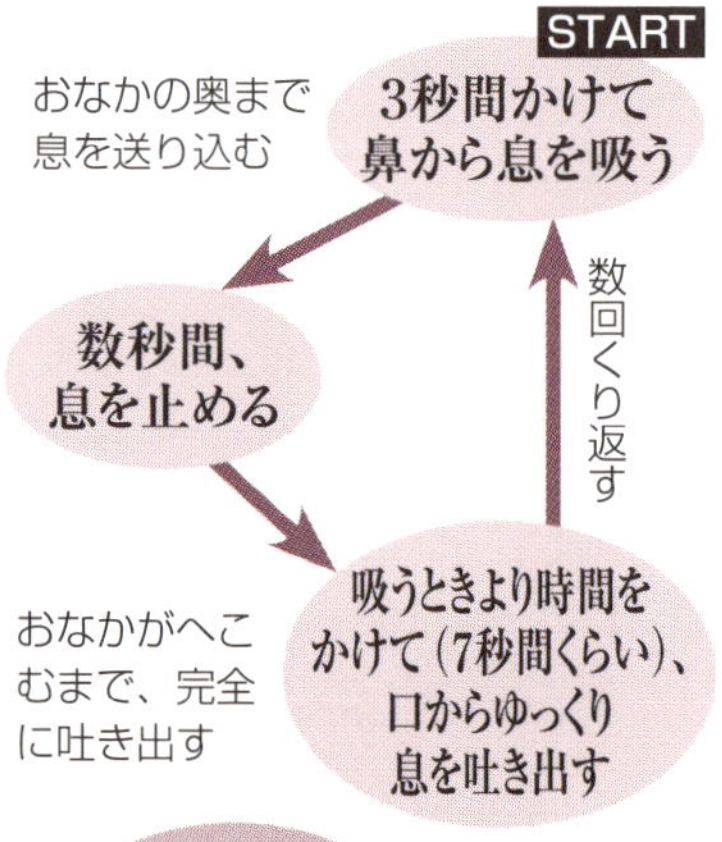

START
3秒間かけて鼻から息を吸う
おなかの奥まで息を送り込む
数秒間、息を止める
吸うときより時間をかけて(7秒間くらい)、口からゆっくり息を吐き出す
おなかがへこむまで、完全に吐き出す
数回くり返す

ストレッチで緊張をほぐそう

自律神経の働きのアンバランスがまねく血行不良は、痛みを強めるもと。ゆっくりとした動きで筋肉を伸ばし、体の緊張をときほぐしましょう。

1 首のストレッチ

右の側頭部に左手を当て、左肩に引き寄せるようにゆっくり倒す。反対側も同様に

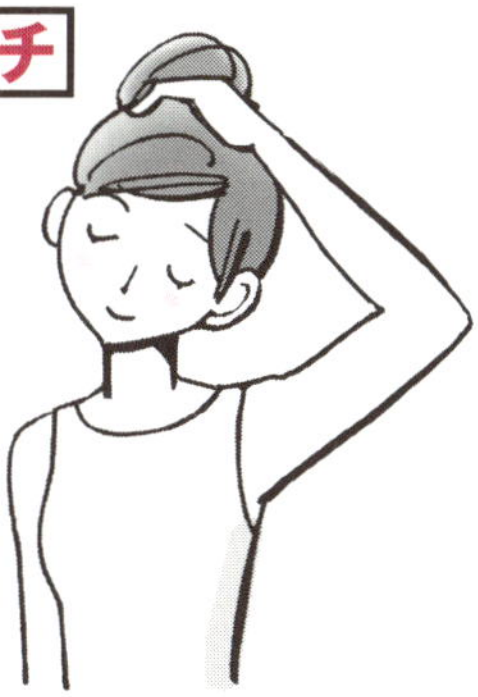

2 胸と肩のストレッチ

両手を背中の後ろで組み、そのまままっすぐ伸ばす

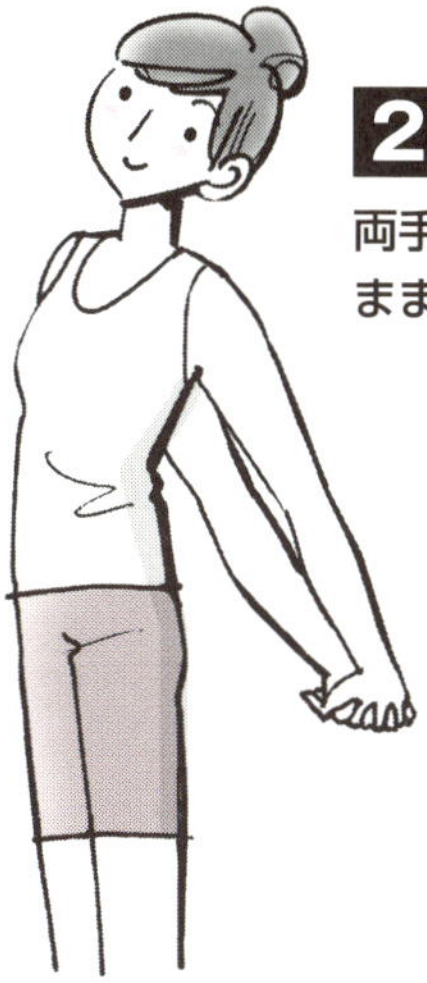

3 背中と肩のストレッチ

両手を体の前で組み、そのままままっすぐに伸ばす

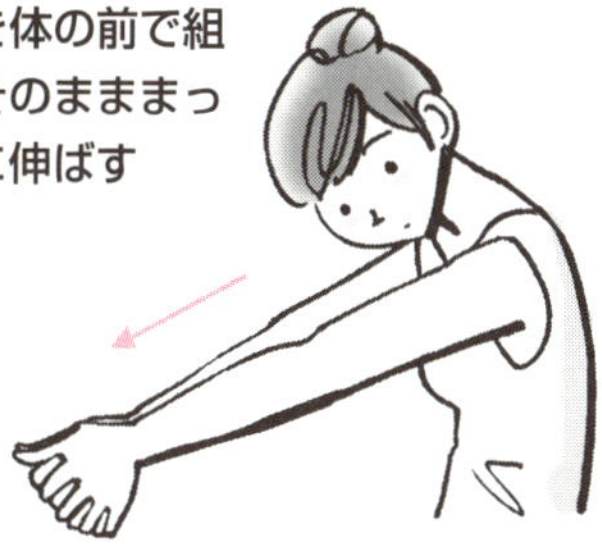

4 おしりと太もも裏のストレッチ

仰向けになり、一方の脚を曲げる。両手を太ももの後ろに当て、膝頭を胸のほうにゆっくり引き寄せる。反対側も同様に

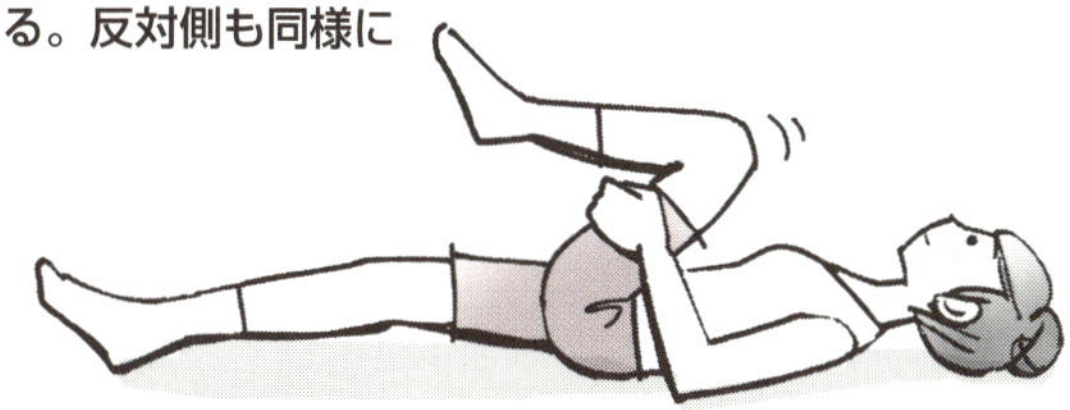

5 太ももの前面のストレッチ

正座で両手を体の後ろにつき、そのままゆっくり上体を後ろに倒していく

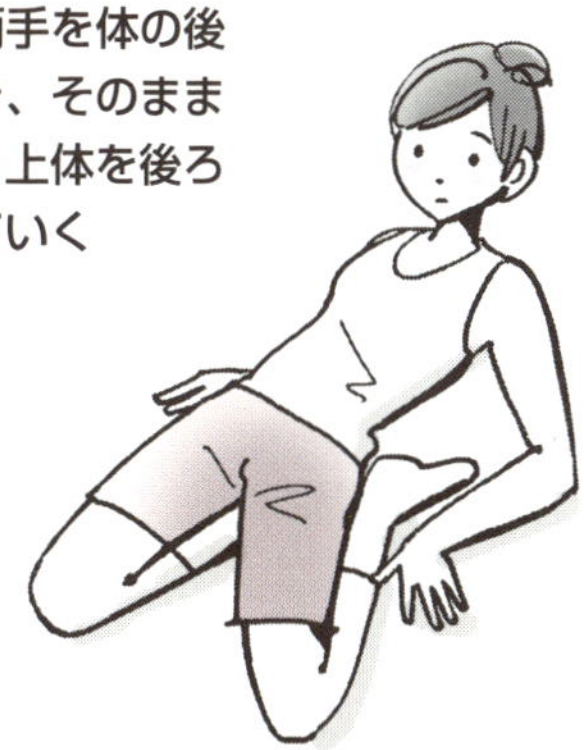

6 脚の裏側のストレッチ

立ち姿勢で片足を後ろに出し、上体を前方に傾ける

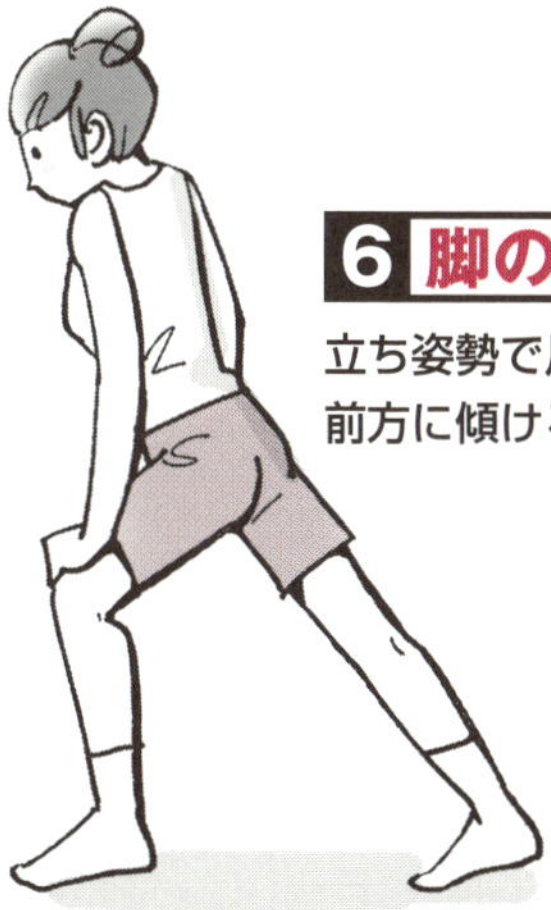

7 股関節と脚のストレッチ

開脚し、上体をゆっくり前に倒す

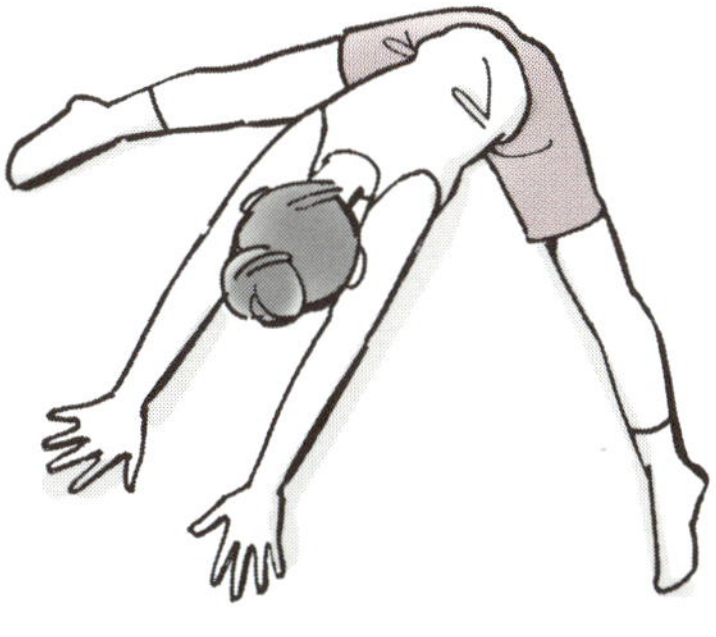

ストレッチをする間、呼吸は止めないで!!

統合医療

鍼灸治療も試してみる価値がある

東洋医学の代表的な治療法である鍼灸治療《しんきゅう》では、西洋医学とは別の考え方に基づいて体調を整えていきます。こうした伝統医学も、痛みの改善に役立つ場合があります。

鍼灸治療の効果

東洋医学では、体内を循環するエネルギーの流れに滞りが生じると、不快な症状が現れると考えます。一般にツボといわれるポイントを刺激することでエネルギーの流れを改善し、症状の軽減につなげます。

薬物療法などとの併用で効果アップ

薬物療法や運動療法に加えて鍼灸治療を受けると、受けない場合にくらべて痛みが改善しやすく、生活の質も上がるという報告があります。ただし、年単位で経過をみていくと、併用した場合としない場合で変わらないというデータもあります。

6割の患者さんは「有効」と感じる

鍼灸治療を受けている線維筋痛症の患者さんの6割は、多かれ少なかれ「効果があった」と感じていると報告されています。

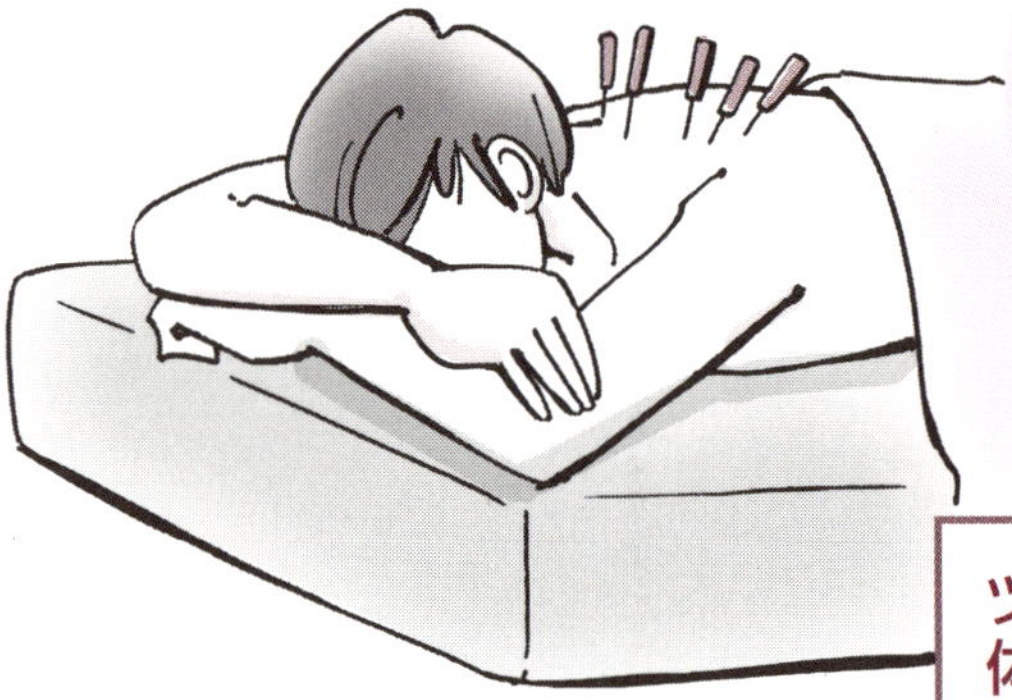

ごく細い鍼を使用するため、刺し入れる痛みはほとんどない

ツボを刺激して体内循環を改善させる

東洋医学の考え方では、体内を循環するエネルギーは、気、血の2つ。エネルギーの流れる通り道を経絡《けいらく》といい、経絡上に点在する要となるポイントを経《けい》穴《けつ》といいます。経穴というのが、いわゆるツボ。ツボを鍼《はり》や熱で刺激するのが鍼灸治療です。

鍼　金属製のごく細い鍼を刺してツボを刺激する方法

灸　ヨモギの葉からつくるもぐさを置いて燃やし、熱による刺激を与える方法

西洋医学と合わせて用いられることも

薬物療法に代表される西洋医学の限界を補うものとして、古くから伝わる伝統医学にも目が向けられるようになっています。伝統医学を科学的に評価し、西洋医学と合わせた「統合医療」として、用いていこうという動きもあります。

鍼灸治療を受けるときの注意

線維筋痛症診療ガイドラインでは、鍼灸治療の推奨度はB（おこなうように勧められる）とされています。ただし、実際に受ける場合には、注意しておきたいこともあります。

数回、くり返してみる

1回だけで「効果がない」と判断するのは早計です。週1回以上の治療を数回くり返して受けてみましょう。その時点で続けるかどうか考えます。

1～2ヵ月たっても効果が感じられない場合、鍼灸治療での改善はむずかしいことが多いようです。

施術者の技術には差がある

鍼灸治療を業務としておこなうには、国家資格である「はり師」「きゅう師」の免許が必要です。鍼灸治療の施術者には、一定レベル以上の知識と技術があるわけです。

ただ、だれでも同じとはいきません。技術や経験は、施術者によって差があります。医師やまわりの人に、信頼できる鍼灸師を知っているか聞いてみましょう。

服薬は勝手にやめない

鍼灸治療を始めて症状の改善が感じられても、勝手に服薬をやめたり、薬を減らしたりするのはやめましょう。急に症状が悪化するおそれがあります。

「鍼灸治療だけで治せる」「薬は飲まないほうがよい」などという言葉には要注意。線維筋痛症に対する鍼灸治療は、薬物療法との併用が基本です。

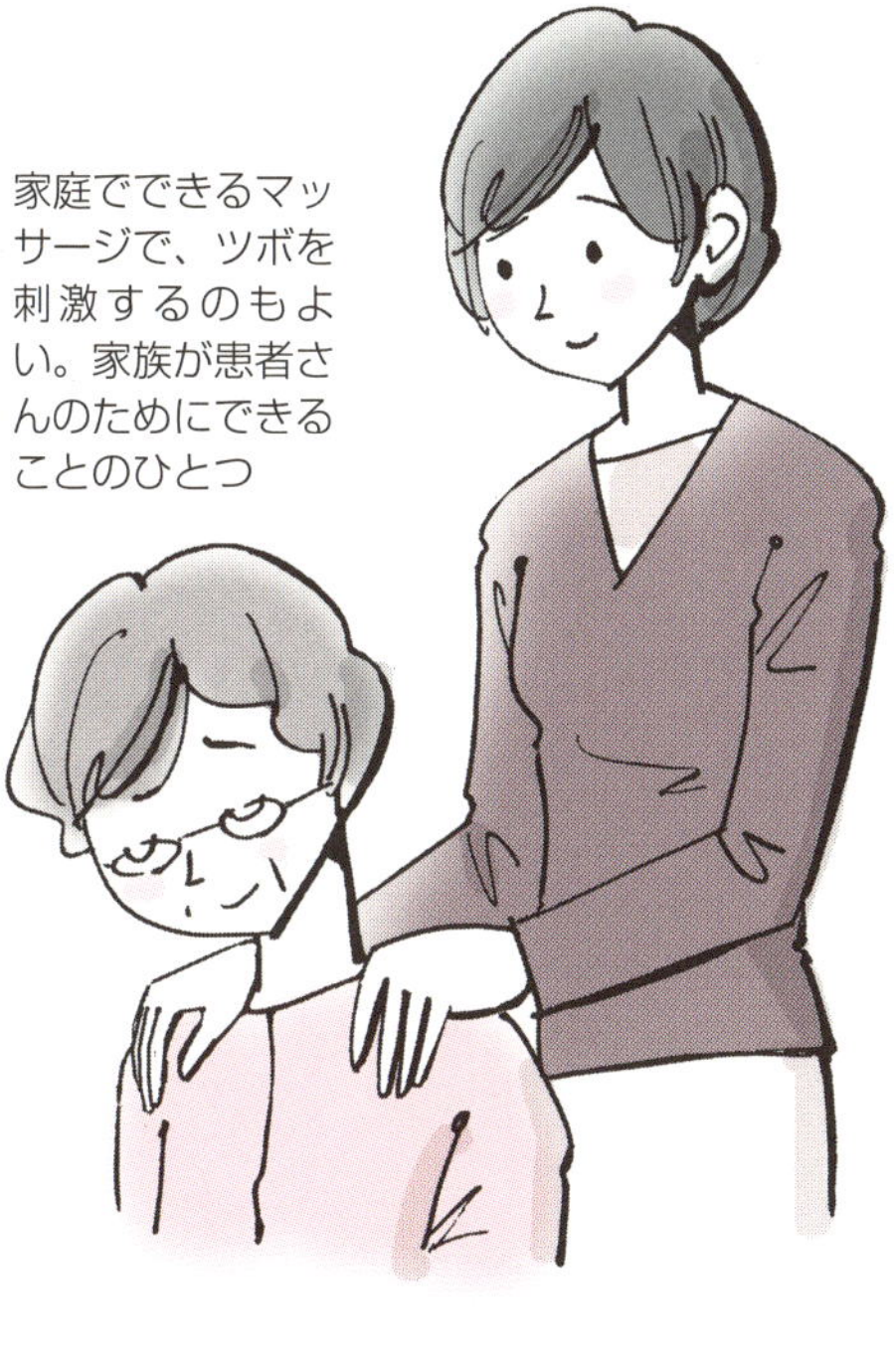

家庭でできるマッサージで、ツボを刺激するのもよい。家族が患者さんのためにできることのひとつ

カイロプラクティックや整体はさらにばらつきが大きい

ともに、体のゆがみを正せば不調が改善するという考えにもとづいて、さまざまな手技を用います。両者とも国家資格制度はないため、鍼灸治療以上に、施術者間の力量にはばらつきがあるようです。

線維筋痛症への効果は検証が進んでいません。

鍼灸治療は東洋医学の代表的な治療法であり、線維筋痛症に対する統合医療としての研究も進んでいます。認知行動療法や運動療法と同様に、試す価値のある治療法のひとつです。

生活の工夫

食事や入浴も改善への一歩になる

自分でできることのなかにも、症状の改善につながることはいろいろあります。できることから少しずつ、取り組んでいきましょう。

生活のリズムを整えよう

食事・運動・睡眠のペースはできるだけ守りましょう。あくまでも、できるかぎりということでかまいません。「なにがなんでも」とがんばりすぎないようにしてください。

食事

栄養バランスのよい食事をとることは、活動の基本です。ただし、食べすぎには注意して。治療薬の影響で太りやすくなることもあります。太りすぎの場合、減量は症状を改善させる要因のひとつです。

睡眠

睡眠の質と症状は相関関係にあります。薬で痛みのコントロールをはかりながら、眠りやすい環境を整えていきましょう。

運動

無理のない範囲で取り組みましょう。心地よい疲れは、睡眠の質をよくすることにもつながります。

薬だけに頼らずできることを続ける

薬物療法を続けていても、症状や痛みの程度に変動はつきものです。調子が悪いときには、気分も沈みがち。しかし、「この薬もダメか……」と落ち込んでいても、あまりよいことはありません。薬だけに頼らず、体調の変動はあって当たり前と受け止めたうえで、自分にできることを少しずつ続けていきましょう。

「痛みに支配されている」と考えると不安が強まりがち。自分の状態を自分で把握し、ある程度、コントロールできるという感覚を得られるようになれば、前向きになれます。「痛み日記」（→95ページ）をつけてみるのもよい方法です。

眠りの改善に役立つこと

心身の緊張は、眠りを妨げてしまいます。痛みが強く、十分に動くことができないときには、入浴や軽いストレッチで緊張をやわらげるように工夫してみてください。

入浴

ゆっくり湯船につかって全身を温めると、血行がよくなり、痛みがやわらぐことが多いでしょう。筋肉の緊張もほぐれ、体操もしやすくなります。

就寝前に入浴し、体が冷めないうちに軽く体操する習慣をつけて、寝つきをよくしましょう。

ストレッチや筋弛緩法を

運動がむずかしいときでも、就寝前には軽いストレッチ（→79ページ）や、筋弛緩法をおこない、筋肉の緊張をほぐすようにしましょう。

就寝前の習慣にしよう

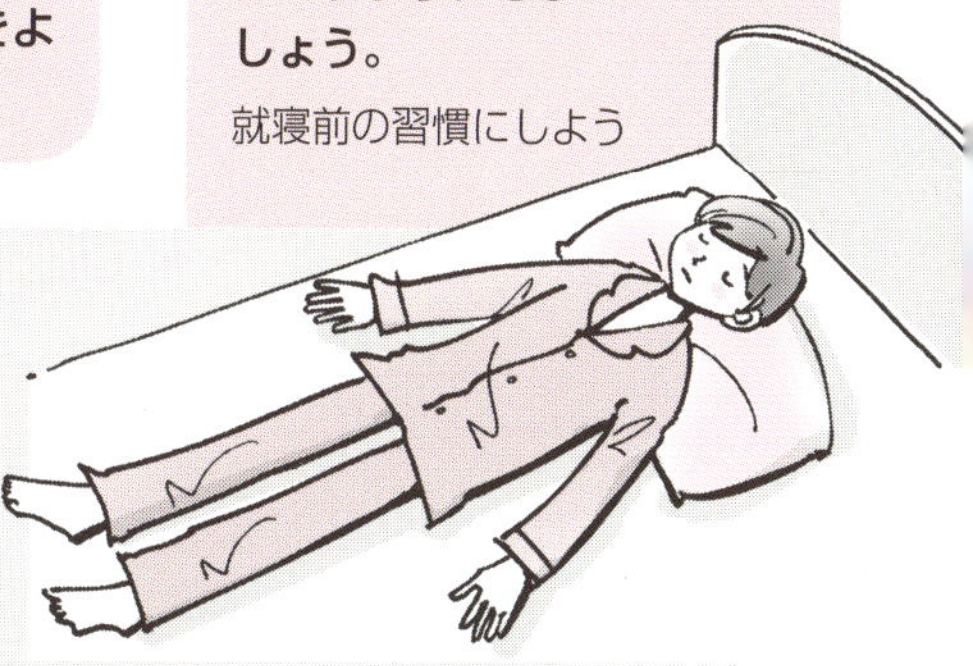

▼筋弛緩法の手順

①顔をしかめてギュッと力を入れ、５秒数えたらゆるめる
②肩先を耳のほうに近づけて力を入れ、５秒数えたらゆるめる
③片手のこぶしを握ってギュッと力を入れ、５秒数えたらゆるめる。反対の手も同様に
④下腹に力を入れて、かたくする。５秒数えたらゆるめる
⑤つま先と足首をぴんと伸ばし、５秒数えたらゆるめる
⑥ゆっくり腹式呼吸（→78ページ）をする

足湯でポカポカに

入浴するのもつらい状態のときなどは、足だけでも温めてみてください。20～30分の足湯には、足先だけでなく全身の血行をよくする効果があります。

▼足湯のポイント

- 両足が入るくらいの、大きくて深めの容器を用意
- 湯温はやや熱め（40～42度くらい）が最適。適宜、熱い湯を足して温度を保つ
- 最初は湯量を少なめにしておくと、足し湯しやすい
- 小さじ１杯の塩か粉末の辛子を入れると冷めにくい
- 発泡入浴剤（1/4個）を使うのもよい。香りがよくリラックスできる

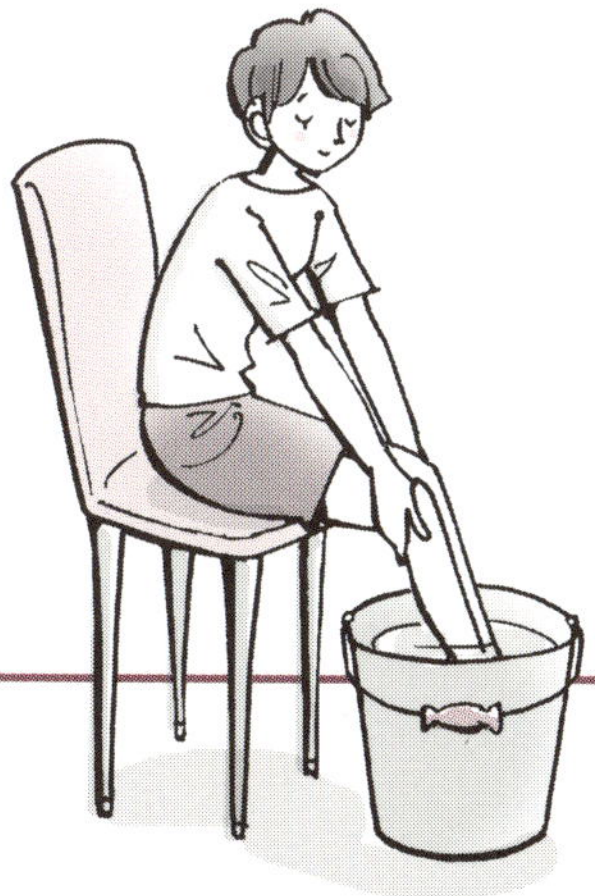

タバコは症状を強めるもとになる

喫煙は、線維筋痛症の発症危険度を高める危険因子のひとつとされています。また、タバコを吸う患者さんは、吸わない患者さんより症状が強いというデータもあります。

喫煙でリラックスしたように感じていても、じつは体の負担になっています。禁煙を心がけましょう。同居する人が喫煙者の場合、屋内で吸うのはやめてもらってください。

COLUMN

ようこそ、線維筋痛症友の会へ

患者さんどうしの交流の場となっている

まだ、厚生労働省の研究班も発足していなかった二〇〇二年、ひとりでも多くの理解者を増やすこと、患者どうしが情報交換できるようにすることを目的に、「線維筋痛症友の会」が設立されました。

当初、一〇名の患者がつくる任意団体として発足した同会の会員は、現在、二五〇〇名余り。各地域に支部がつくられています。また、若年性線維筋痛症の子どもをもつ親の交流の場として「きずなの会」もあります。特別アドバイザーを務める西岡久寿樹先生（東京医科大学医学総合研究所所長）をはじめ、第一線で線維筋痛症治療にあたる医師の協力も得ながら、活動を続けています。

不安や孤独におそわれがちな生活のなかで、同じ悩みをもつ人との交流は貴重な支えになるはず。ぜひ参加してみましょう。

▼活動内容の例

会報の発行（年３～４回）
パンフレットなどの発行
各地域での勉強会・交流会の開催
ホームページ、フェイスブックの開設
立法・行政機関への制度改善の働きかけ

など

NPO法人　線維筋痛症友の会
公式 URL　http://www.jfsa.or.jp/
（「きずなの会」は http://fms-meetingof-parentandchild.jimdo.com/）
代表 TEL　045-845-0597

（2016年10月現在）

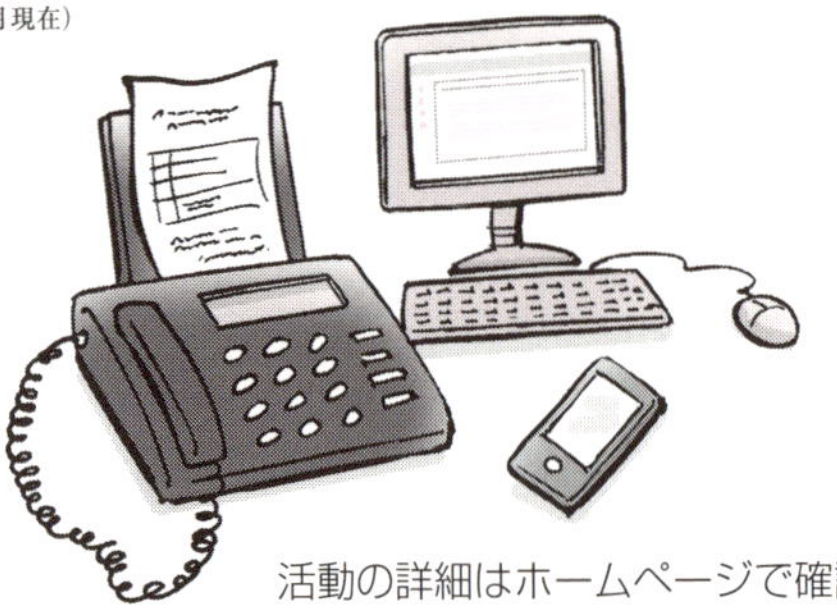
活動の詳細はホームページで確認を

5

よりよく暮らすためのヒント

痛みや不快な症状は、ないほうがいいに決まっています。
でも、症状があっても、できることはたくさんあります。
「こうでなければ」「こうに違いない」という思い込みを
別の角度から見直してみましょう。
症状を乗り越えていくうえで、
発想の転換は大きな力になるはずです。

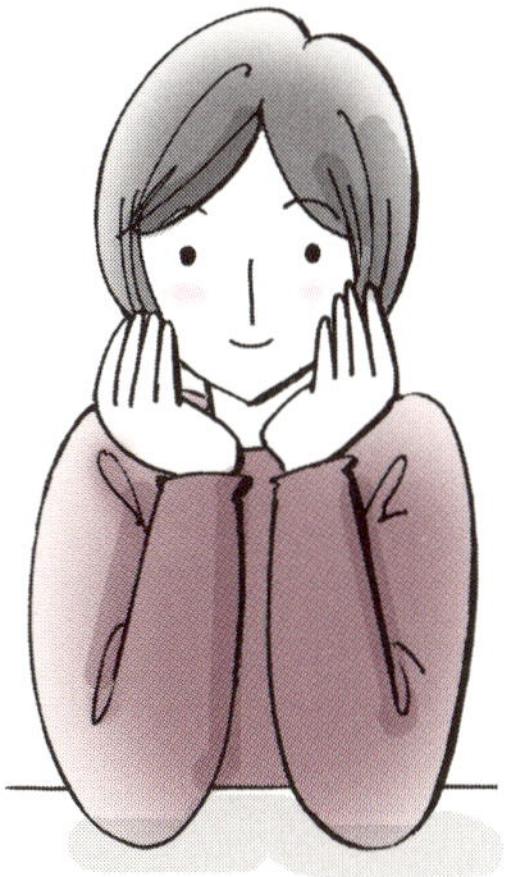

ケース
⑤
新たな一歩

もう一度、社会のなかへ

仕事を失ったり、家に閉じこもっていたりしているときこそ、希望を捨てないでください。社会とのかかわりを、日常生活を取り戻すことは必ずできます。

Aさん
40代女性

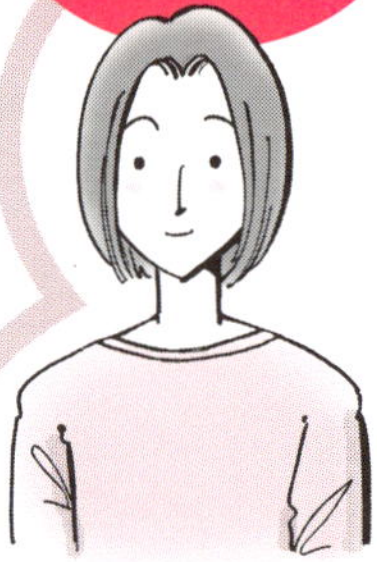

私は診断がつくまでの時間が長かった分、痛みとの闘いには時間がかかりそうです。それはそれでしかたがないと思っています。ただ、働けない状態が続いているため、経済的には非常に苦しくなってしまいました。このままでは、治療も続けられません。

そこで、私は自治体の窓口などで相談し、生活保護を受けられることになりました。ありがたいという気持ちと同時に、しっかり治すぞ、という気持ちがいっそう高まっています。

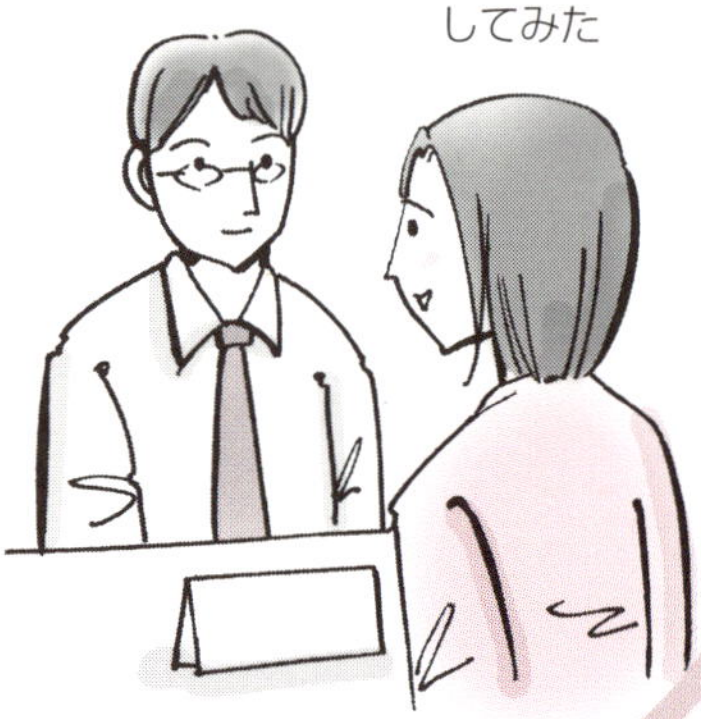

利用できる制度がないか、Aさんは相談してみた

Bさん
40代男性

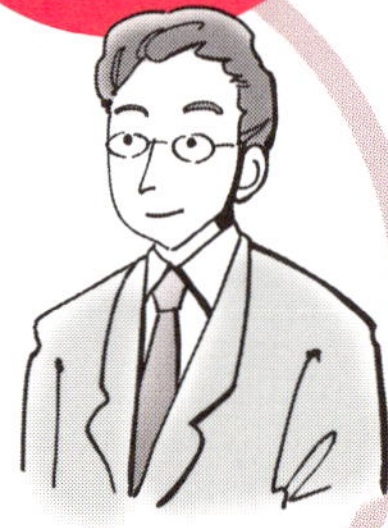

発症してから２年、治療の成果もあって体調は少しずつ上向いてきました。解雇せずに雇い続けてくれた会社に恩返ししたい気持ちもありましたが、発症前と同じような働き方を期待されても私にはできませんし、したくもないというのが本音です。

私は思い切って退職し、別の仕事を始めることにしました。現在も服薬は続けていますが、新たな環境のなかで、やりがいを感じながら働けています。

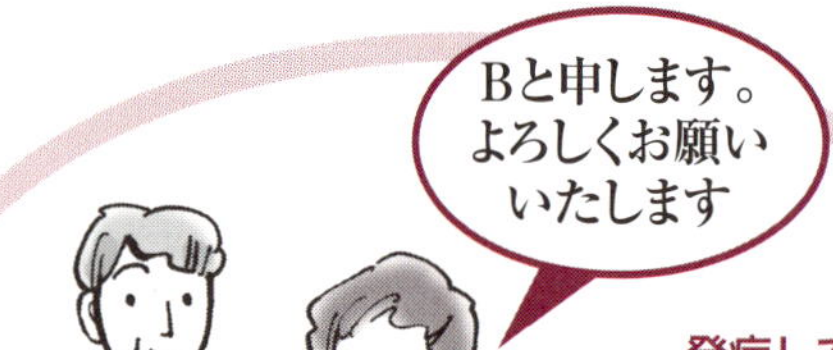
Bと申します。よろしくお願いいたします

思い切って転身。新しい職場で、働き始めた

Cさん
50代女性

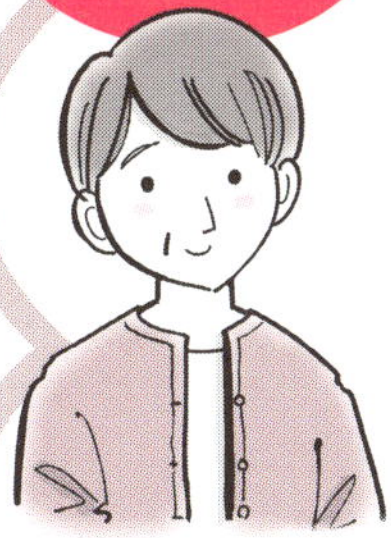

いちばんひどい時期は脱した今でも、家事をするだけで手足がつらくなってきます。でも、食事の支度ができて、掃除もある程度はできます。「こんなにできるじゃない！」と自分に言い聞かせています。

線維筋痛症友の会の活動にも積極的に参加しています。まずは家族や友人、知人に、きちんと説明できるくらい、この病気のことを勉強していきたいと思っています。

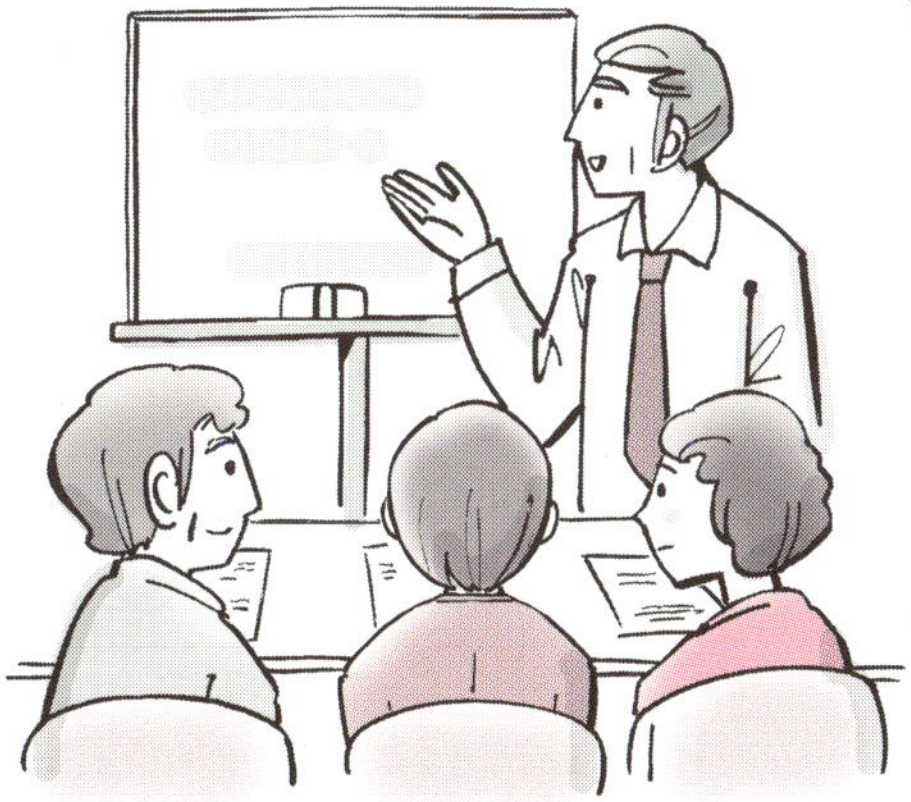

友の会の活動を通じて、知り合いも増えた

Dさん
30代女性

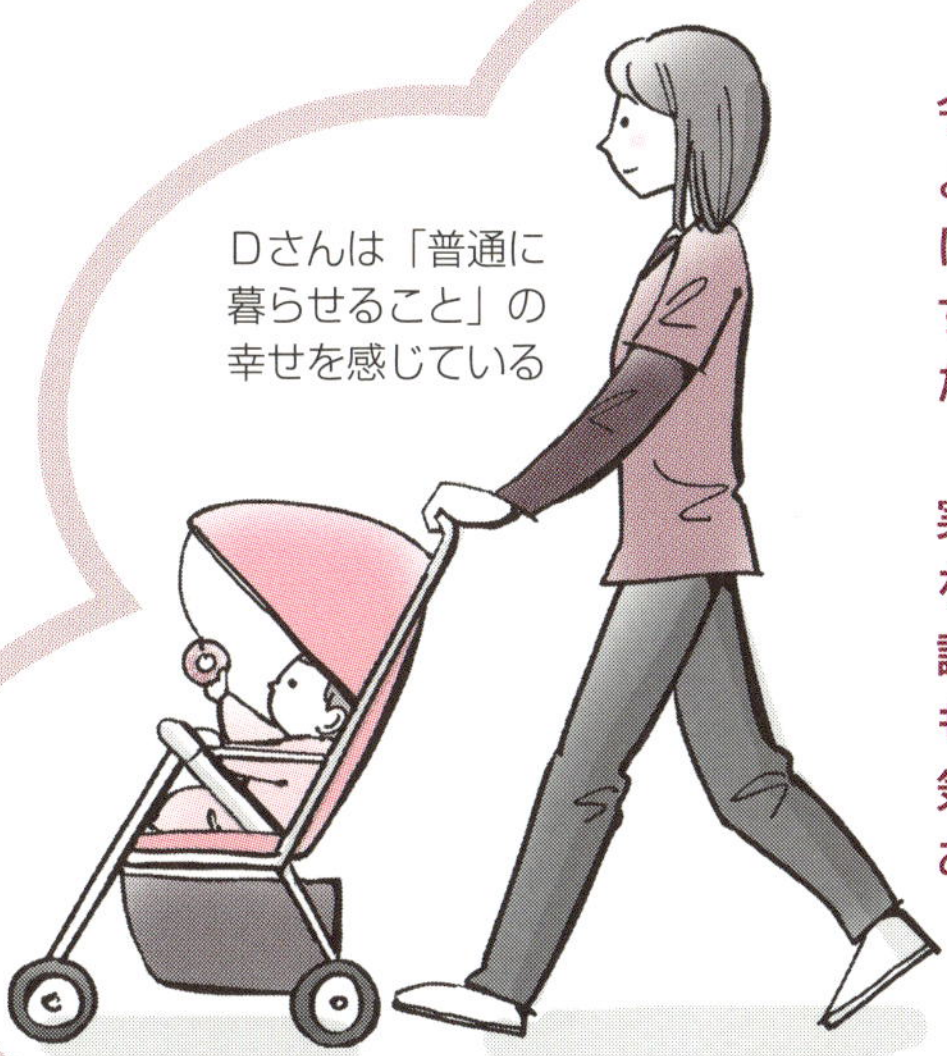

Dさんは「普通に暮らせること」の幸せを感じている

治療開始から半年ほどたった今、私の日課は散歩です。天気がよい日には、子どもをベビーカーに乗せ、近所の公園まで出かけます。おかげで顔見知りも増えました。

子どもの世話を任せきりだった実家の母にも、黙って家の片づけをしてくれていた夫にも、今は感謝の気持ちでいっぱいです。子どもが幼稚園に入る頃には、私も元気なお母さんに戻れるといいなあ、と思っています。

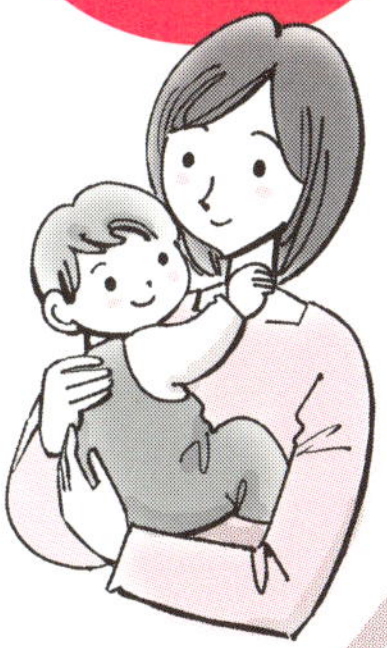

がんばりすぎる人へ

今日できることは明日もできる

線維筋痛症がもたらすつらい症状は、「無理をしすぎですよ」という体と心のサイン。「なるようにしかならない」という開き直りも、ときには大事です。

思い切って休もう

つらくてたまらないときは、無理せず休みましょう。「それができないから困る」と思うかもしれませんが、よくよく考えてみれば、「どうしても今やらなければならないこと」は、それほど多くはないはずです。

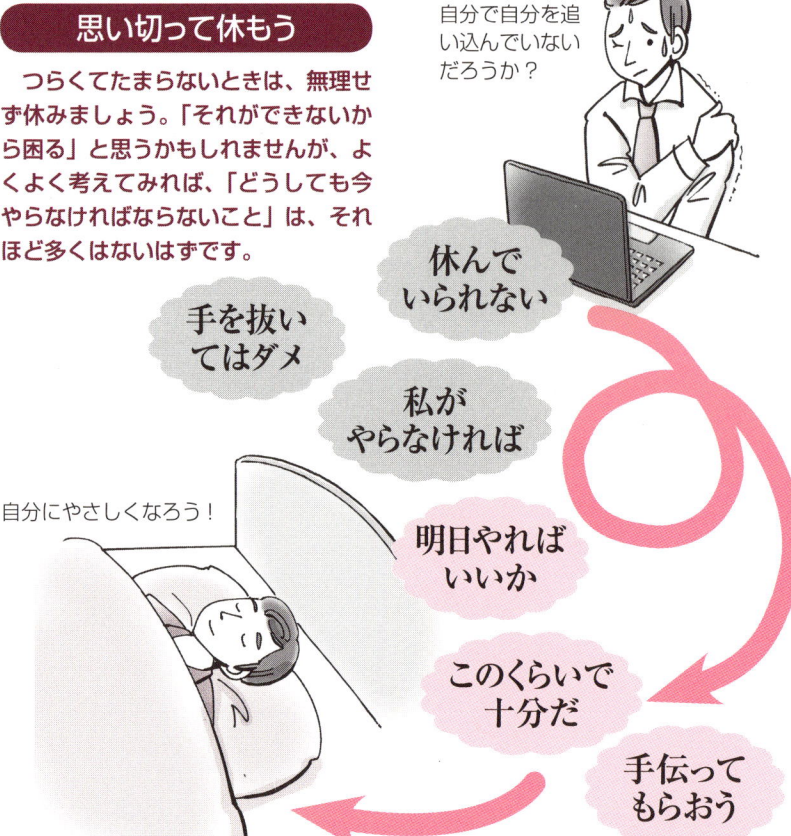

自分で自分を追い込んでいないだろうか？
休んでいられない
手を抜いてはダメ
私がやらなければ
明日やればいいか
このくらいで十分だ
手伝ってもらおう
自分にやさしくなろう！

がんばりすぎは症状を悪化させる

線維筋痛症の患者さんは、概して自分に課しているハードルが高すぎる傾向がみられます。つらい症状をかかえながらも、「休んでいられない」と無理をかさね、症状を悪化させがちです。

だからこそ、身動きがとれないほどの状態になる前に、あるいは少し状態がよくなっても完全には回復していない状態のときには、人に頼んだり、任せたりできるようにしていきましょう。

自分の存在価値がなくなってしまったなどと思うことはありません。症状がやわらげば、また活躍できます。ただし、その際も「がんばりすぎ」は避けましょう。

頼み下手から脱却しよう

なんでも自分でかかえ込まず、人に任せたり、頼んだりする術《すべ》を身につけましょう。上手に頼めば、引き受けてくれる人も多いもの。いやな顔をする人ばかりではありません。

頼みたい内容をできるだけ具体的に伝える

相手に意図がきちんと伝わらないと、せっかくやってもらっても「そうじゃないのに！」と苛立つ結果になりがちです。できるだけ具体的に、なにをどうしてほしいのか伝えることで、すれ違いを減らしましょう。

▼たとえばこんなふうに……

ごはんがつくれない
↓
○○で、○○弁当を買ってきてくれる？

つまらない、なにも楽しみがない
↓
DVDを借りてきてくれない？

自分の状況を説明しよう

つらさを訴えてもいやがられるだけ、と思っているかもしれませんが、黙っているだけでは伝わりません。とくに病気のことを知らない人には、きちんと説明しましょう(→90ページ)。次ページの解説も参考にしてください。

「ありがとう」を忘れずに

やってもらったことに不満な点があっても、まずは「ありがとう」「助かるな」などという感謝の一言を。次のお願いもしやすくなります。

つらいときにはがんばりすぎない

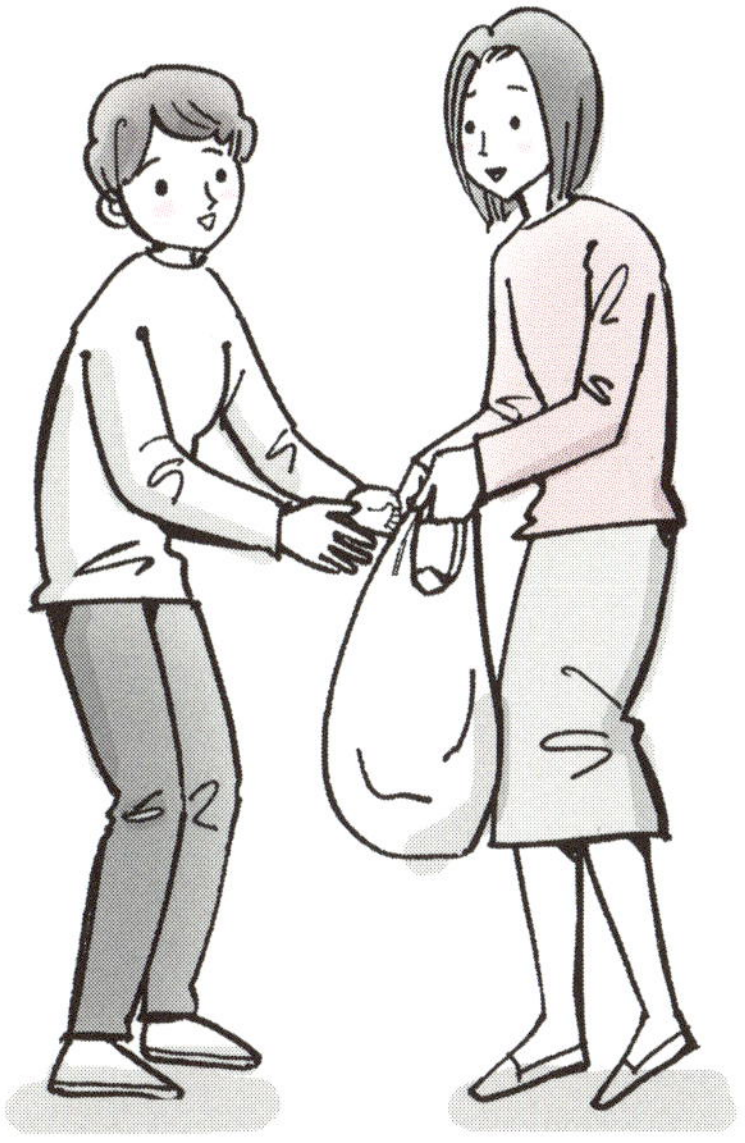

ご家族の方へ★その1

痛みに苦しむ患者さんをかかえ、負担を感じているご家族の方も多いでしょう。

患者さんがつらそうなときは、ご家族のほうから「たいへんだね。なにかできることはある?」と聞いてみてください。「ない!」と不機嫌そうに返されたときには、ちょっと時間をおいてから、また聞いてみましょう。

支えてくれる人の存在は、状態を改善する大きな要因になります。患者さんの状態がよくなることで、ご家族も前向きな気持ちをいだきやすくなるはずです。

周囲の無理解に苦しむ人へ

「痛みの見える化」で周囲の理解を促す

「病気であること」が伝わりにくい線維筋痛症は、ときに家族の間にも亀裂を生んでしまうことがあります。相手の無理解を嘆く前に、理解を促す方法はないか考えてみましょう。

この本を読んでもらおう

痛みそのものを共有することはできなくても、病気そのものの成り立ちや、強い痛みが生じるメカニズムを理解することで、患者さんの苦しみを想像しやすくなるでしょう。

「道具」をうまく活用しよう

包帯を巻いていれば、まわりの人は「痛そうだな」と思うでしょう。杖をついていれば「歩きにくいのだな」と理解されやすくなるでしょう。

刺激を減らしたり、関節を保護したり、歩行をしやすくしたりするという実用性もあります。

包帯
とくに痛むところにゆるめに巻いておくと、刺激を減らせることも

サポーター
関節を冷やさないために役立つ

杖
歩行がつらいときの支えになる

痛みを上手に伝えよう

痛みは目に見えません。だからこそ、目に見える形で痛みを表すことが重要です。

痛みの程度を測ってもらおう

痛みが数値化されれば、線維筋痛症の痛みを経験していない人でも、自分の経験と照らし合わせて、どれほどの痛みを感じているか、理解しやすくなります。

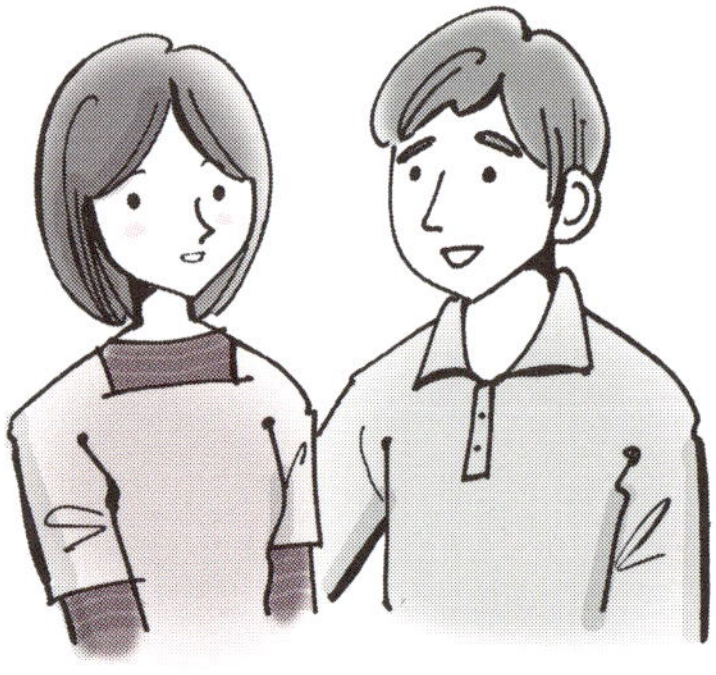

家族もいっしょに受診すると、病気への理解が深まりやすい

友の会のカードを携帯しよう

外出先で痛みが強くなったときなどは、線維筋痛症についての知識がない人に助けを求めることもあるでしょう。線維筋痛症友の会では、そのような緊急時に活用できるカードを作成しています。つねに携帯し、いざというときに示せるようにしておけば安心です。

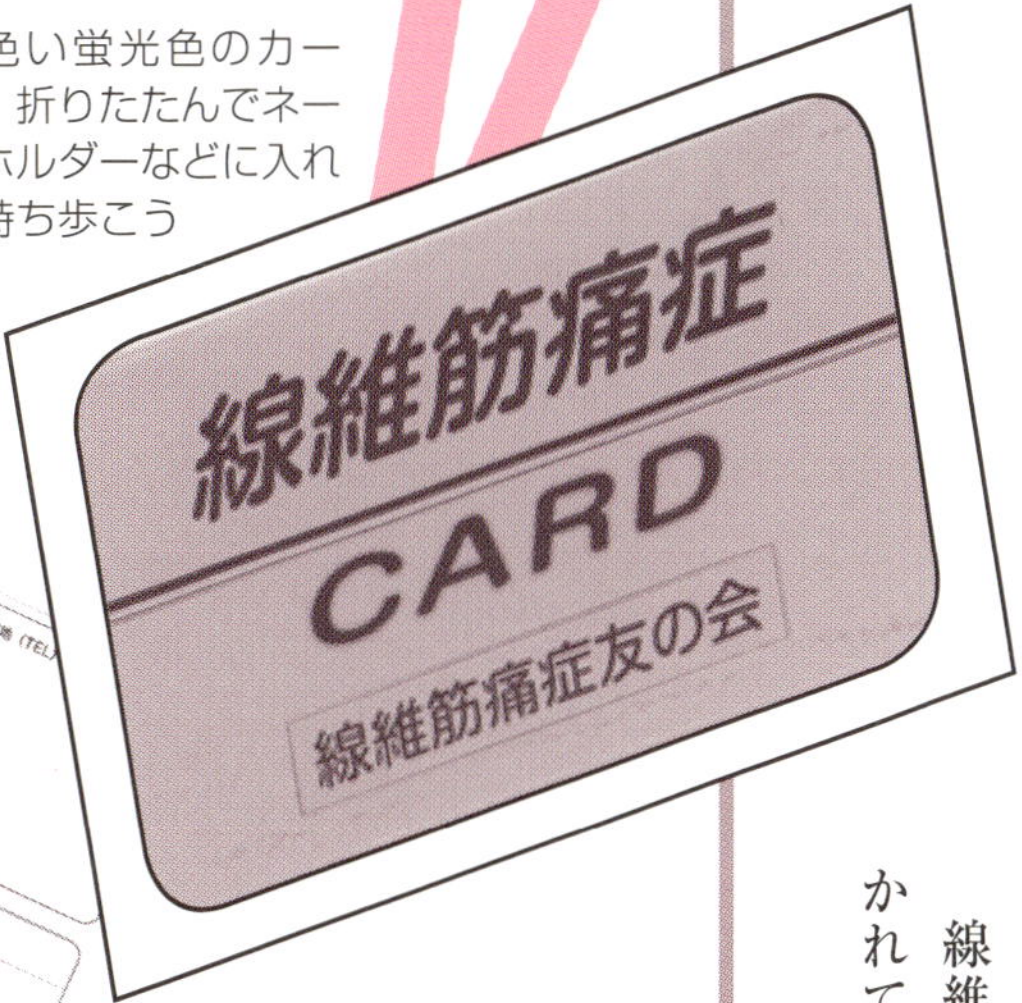
線維筋痛症
CARD
線維筋痛症友の会

黄色い蛍光色のカード。折りたたんでネームホルダーなどに入れて持ち歩こう

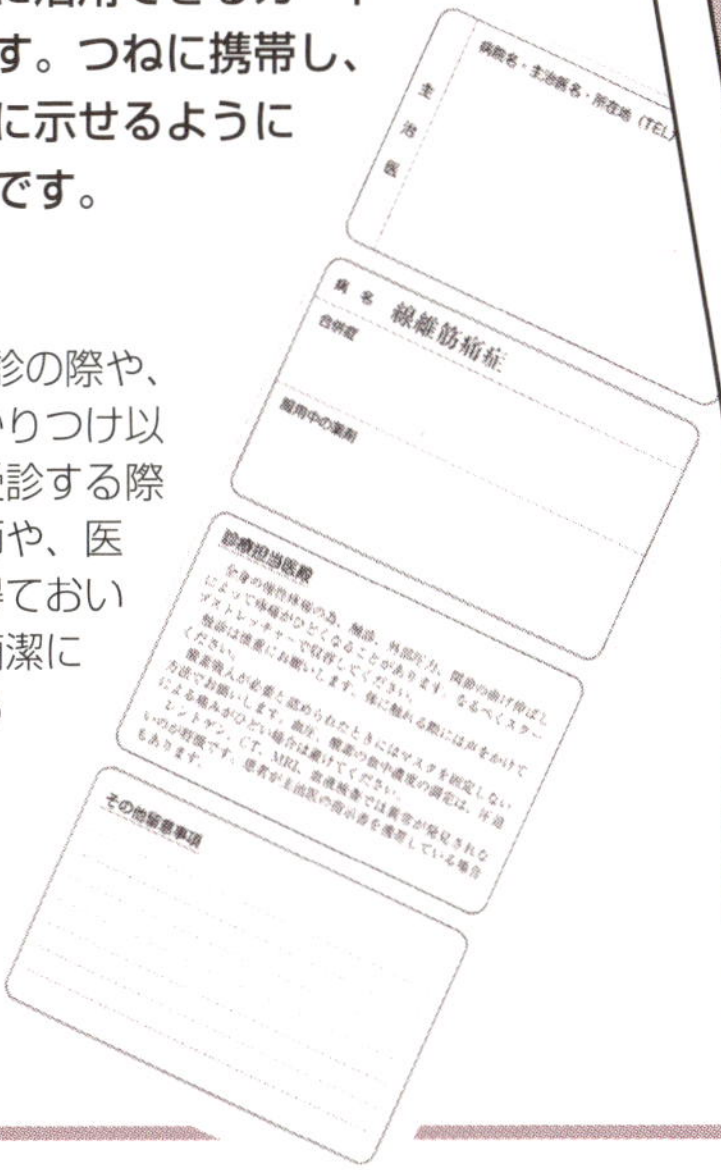
病院名・主治医名・所在地（TEL）
主治医
病名　線維筋痛症
合併症
服用中の薬剤
診療担当医殿
その他留意事項

裏面には、緊急受診の際や、ほかの病気でかかりつけ以外の医療機関を受診する際に、診療する医師や、医療スタッフに心得ておいてほしい情報が簡潔にまとめられている

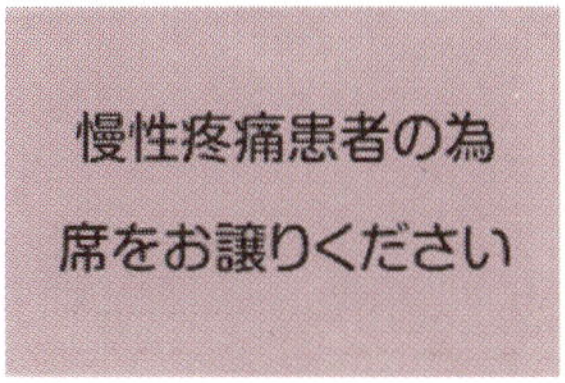
慢性疼痛患者の為
席をお譲りください

電車やバスのなかで、席を譲ってもらいやすくなる

見える形になれば共感を得やすい

線維筋痛症の痛みは、「骨が砕かれているかと思うほど」「万力で締め上げられているみたい」「体中が燃えているよう」などと表現されるほど、激烈なこともあります。けれど、見た目に大きな変化はありません。それが誤解をもたらすもとになっています。

一方で、生々しい傷あとや骨の変形などを目にすれば、たいていの人は「ああ、つらそうだなあ」と感じます。痛みの感覚を見える形にすることは、共感を得るための重要なポイントになるのです。

ご家族の方へ★その2

病気への理解と発想の転換は、ご家族にこそ必要です。「痛い、痛い」と訴える患者さんの様子を、ご家族が「あてつけがましい」などととらえていると溝は深まってしまいます。線維筋痛症という病気について理解すれば、「よほどつらいんだ」と考えられるようになるはず。患者さんへの接し方も変わってくるでしょう。患者さんの病状にもよい影響を与えます。

怒りでいっぱいの人へ

自分を傷つける感情は受け流す

心の奥底に秘められた怒りは痛みをもたらし、痛みがまた怒りを増幅させていきます。怒りは手放してしまいたいもの。そのために必要なのも、やはり発想の転換です。

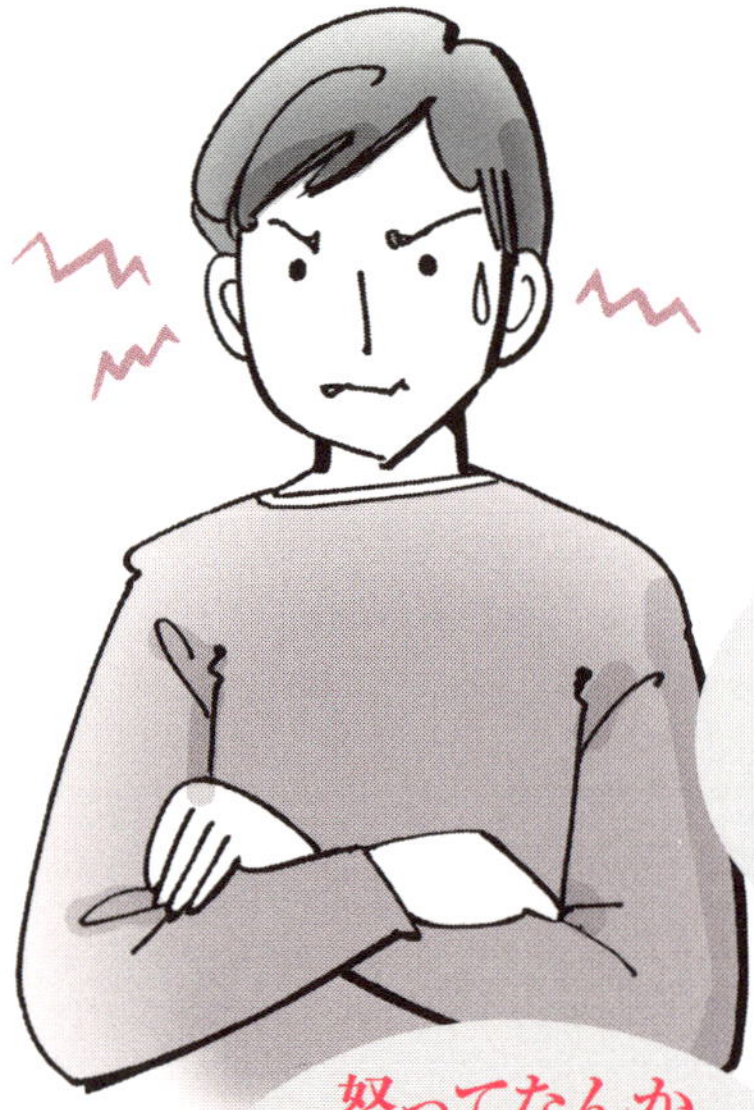

ため込んだ怒りが、痛みを強めてしまう

怒りをかかえていないか？

発症のきっかけになった出来事にかかわる人や、病気のことをちっとも理解しようとしない家族、たらい回しにした医療機関などに対して、怒りや憎しみの感情をため込んでいる人は少なくありません。

私はこんなにつらいのに、あの人ときたら……

自分ばかりが損をしていると考えると、マイナス感情が生じやすくなります。

怒ってなんかいない。正しいことを主張しているだけだ

自分のなかにマイナス感情があることを認められないと、それをやわらげることもできません。

悪いのは相手。私が変わる必要などどこにもない

怒るのをやめたら、相手のほうが正しく、自分に非があったと認めるような気がして、マイナス感情を手放せないことがあります。

傷つくのは自分

相手の言動を、「馬鹿にしている」「私に関心を向けようとしない」「私を嫌っているのだ」などととらえることで、怒りが生まれます。相手の敵意や攻撃性が自分に向けられていると感じることで、自分自身が傷ついてしまいます。

評価するクセを見直してみよう

怒りや憎しみなどのマイナス感情は、相手の言動を評価することで生じます。「こうであるべきなのに、こんな対応はないだろう」「あの人は冷淡だ」……ひどい病院、冷たい家族などという評価は、マイナス感情に結びついてしまいます。

　しかし、期待に添わない言動をする相手に評価を下すだけでは、事態はなにも変わりません。相手に伝えるべきは、「どうしてほしいのか」ということ。「専門の先生を紹介してもらえませんか？」「私の病気に、もっと関心をもって！」と、具体的に伝えてみましょう。

「なにを言っても無駄だから、怒っているのだ」とおっしゃるかもしれません。相手が要望に応えてくれないときにこそ、違った視点で考えてみることも大切です。

怒りの手放し方を知ろう

怒りや憎しみなどのマイナス感情は、大事にかかえ込んでいても自分が傷つくだけです。さっさと手放してしまいましょう。

本当に怒るようなこと？

相手の言動は、本当にあなたを傷つけようという意図に基づいたものなのでしょうか？落ち着いて考え直してみてください。

相手の事情を考える

期待に応えられるだけの能力が相手にはない、能力はあっても状況が許さないなどということもあります。叶えられようがない期待は、初めからしないことです。

相手は変えられない

要望を伝えることはできても、そのとおりにしてくれるかどうかは相手しだい。他人の言動はコントロールできません。それはそれでしかたがないことと受け入れるしかありません。

楽になるのは自分

怒りや憎しみをもち続けることは、相手を罰しているようでいて、自分を傷つけているだけ。手放して楽になるのは自分自身です。

他人はコントロールできないが、自分で自分をコントロールすることは可能

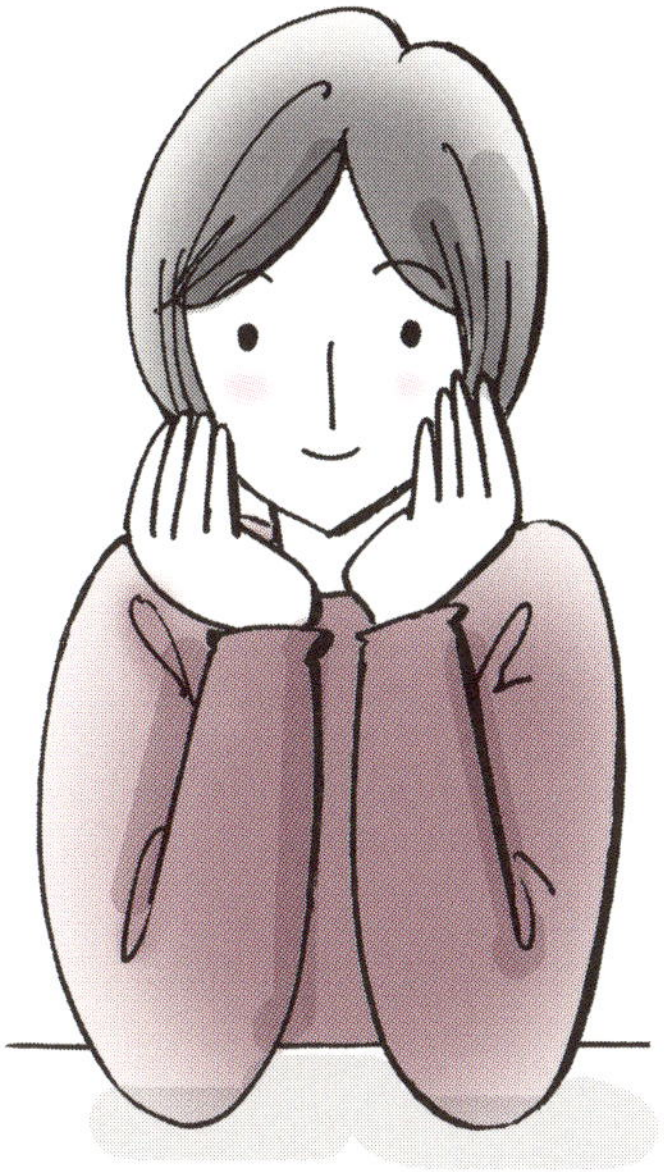

痛みをおそれて行動できない人へ

寝ていてもつらいなら、好きなことをする

無理をしたら、もっとつらくなる……そんな不安におびえて毎日を過ごしていませんか？
無理をしないことと、なにもかもあきらめることは大きく違います。痛みと冷静に向き合ってみましょう。

行動して痛みが増すとはかぎらない

痛みに苦しんでいるときに「できるだけ動いたほうがいい」と言われても、「そんなこと、できるものか」「痛くない人にわかるものか」と、いやな気持ちになるかもしれません。

しかし、どんな姿勢でもつらい、寝ていても痛いのであれば、動いたからといって、さらに痛みがひどくなるとはかぎりません。「これはやってみたい」という気持ちを原動力に、計画を立てて、実行してみましょう。

治療に役立つかどうかということより、まずは自分が「したい」と思うことから始めてみるとよいでしょう。

好きなことをあきらめるのは、つまらない

「あれもできない」「これも無理」となにもかもあきらめることが続くと、前向きな気持ちにはなれません。どうしてもしたかったことは、あきらめずに実現できる可能性を探りましょう。

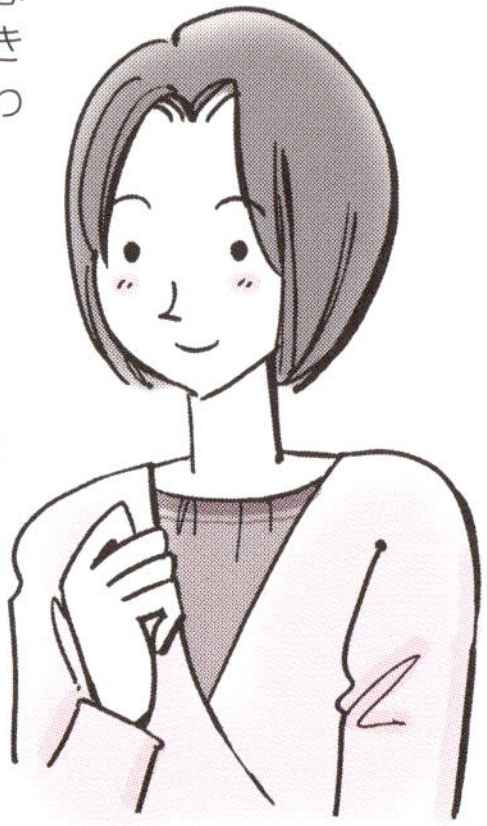

好きなことに関心が向いているときには、痛みがやわらぐことも多い

こんなふうに考えてみよう

「痛みのせいで、できないことばかり」と決めつけないでください。目標をもち計画を立てて、やりたいことは実行していきましょう。

「休養日」をとっておけばいい

自分の痛みの様子を観察し、自分なりのペースをつかんでおけば、「やりたいこと」を実行する計画が立てやすくなります。

行動することが治療につながるんだ！

なにかをしようとすれば、起き上がって、身なりを整えます。それらの行為そのものが、リハビリにつながっていきます。

書式は自由でよいが、痛みの強さを10段階で評価し、天候や睡眠時間、その日の出来事と感じたことを読み返せるようにしておくと、痛みに影響する要因をみつけやすい

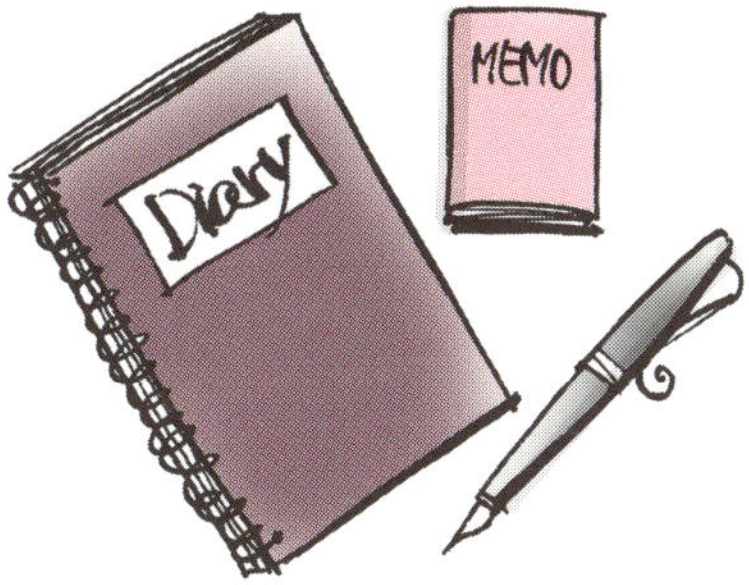

「痛み日記」をつけてみよう

痛みはさまざまな要因の影響を受けて変化します。毎日の記録をつけておき、「楽に過ごせる日」の共通点をみつけてみましょう。

どんなときに痛みが軽くなるのか、あるいはひどくなるのかを把握しておくと、スケジュールも立てやすくなります。

▼痛み日記の書き方例

日時	天候	起床／就寝時間	痛みの強さ	出来事	よかったこと	悪かったこと
6/1	曇	7:00/23:00	4	妹が訪ねてきた	ゆっくり話せて楽しかった	病気のことを、完全には理解してもらえていないなと思うこともあった。孤独を感じた
6/2	雨	8:00/25:00	7	天気が悪く、家でゴロゴロしていた	テレビでみた映画が面白かった	夫にいやみを言われて大ゲンカ。悲しくてたまらない。寝つきが悪かった
6/3	曇	7:00/23:00	5	買いもの	●久しぶりに外に出て、いやな気持ちが軽くなった ●夫が惣菜をほめてくれた（仲直りしたいのかな？）	道で転びそうになり、足をひねってしまった。まだ痛い
6/4	晴	6:30/22:00	6	たまった洗濯ものを片づけた	気になっていたのでスッキリした	疲れて食事がつくれず、まだまだだなあと悲しくなった
6/5	晴	6:30/21:00	3	友だちの家を訪問	楽しかった！	とくになし
6/6	曇	7:00/24:00	5	とくになし	友だちに借りた本を読めた	いつになったらよくなるのだろうと、不安や焦りが強い日だった
6/7	雨	6:30/22:00	6	通院日	客観的な痛みレベルが下がってきていると言われた（そうかなあ？）	待ち時間が長くヘトヘト

生活の不安をかかえている人へ

公的支援は手薄だが活用できる場合もある

症状がひどく働けなくなり、離職に追い込まれてしまうこともあります。経済的に厳しい場合には、利用可能な制度を活用し、不安を少しでも解消していきましょう。

収入は減る一方で医療費はかさむ

線維筋痛症友の会の会員を対象にした調査では、発症後も問題なく働けているという人は、調査対象者のわずか一%。仕事量を減らしたなどという人を含めても、就労可能と回答した人は三割弱にとどまります。

その一方で、医療費はかかります。通院先が遠方の場合、医療機関に直接払うお金以外にも交通費や滞在費が必要です。鍼灸治療やマッサージなどを受ければ、さらに費用がかさみます。

経済的に立ち行かなくなりそうなら、自治体の窓口などで、公的な制度を利用できないか相談してみましょう。

経済的な見通しを立ててみよう

将来への不安を募らせる要因のひとつに、経済的な問題があります。治療中のお金の出入りはどうなるのか、ざっと見通しを立て、必要な対策を講じてください。

今後の収入
- これまでどおり働ける場合
- 仕事を減らしたり、休んだりしているとき
- 仕事をやめたとき
- 家族の収入

蓄え
- 預貯金など
- 不動産などの財産

やりくりは可能？

医療費
- 医療機関に払う自己負担分
- 鍼灸治療やマッサージなどの自己負担分
- 通院にかかる費用

生活費
- 最低限、必要な額

困ったときのための制度

現在、線維筋痛症という病名だけで利用できる制度は用意されていませんが、状況しだいでは既存の制度を利用できる場合もあります。

働けない

⇒勤め先の休業制度などを利用する
⇒離職する場合は、失業保険の給付を受けられるか確認
⇒体の状態と資産状況によっては、生活保護の申請が認められることもある
⇒体の状態や年齢によっては、年金（厚生年金、障害年金など）の給付を受けられることも

医療費の負担を減らしたい

⇒生活保護を受けている場合には、医療扶助が受けられる
⇒障害者手帳を取得することで、医療費の助成が受けられる場合もある

線維筋痛症でも障害者手帳をもらえるの？

障害者手帳は、病名を問わず、障害の度合いが大きければ取得できます。

ただ、見てわかる障害のない線維筋痛症の場合、取得が認められるほどの障害と認定されないこともあります。

サービス内容などは地域によって異なる。担当窓口（社会福祉事務所など）に問い合わせを

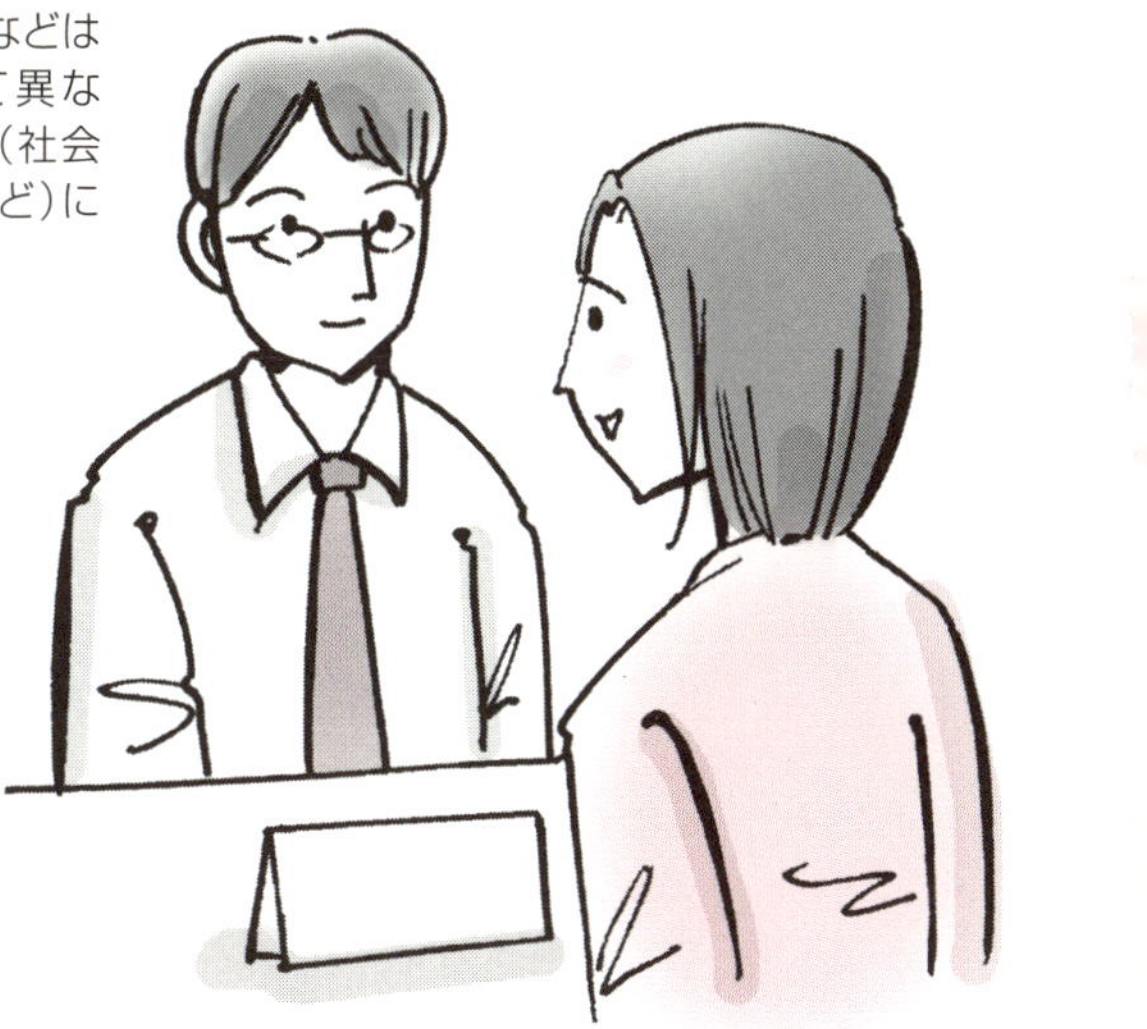

患者数が多いから難病ではない!?

発症率が低く、原因不明で簡単には治療できない病気を、国は特定疾患（難病）と認定し、いくつかの病気については、医療費を助成する制度を設けています。

線維筋痛症は、今のところ特定疾患と認定されていません。患者数が多いために、対象からはずされているのです。

日常生活の助けがほしい

⇒障害者手帳を取得することで、さまざまなサービスが受けられるようになる。ただし、障害の程度や所得、自治体によって内容は異なる
⇒年齢によっては、介護保険制度の利用も可能
⇒都道府県、市区町村の社会福祉協議会に設置されているボランティアセンターで、草むしり、掃除、買いもの、話し相手、通院のつきそいなどを頼むこともできる。料金はかかるが比較的安価。活動内容は各社会福祉協議会によって異なることもあるので、窓口で相談を

患者会からのメッセージ

不安でいっぱいのあなたへ

この本を手にとられ、読み終えてもなお「本当に治るのかな」と不安になっている方もいらっしゃるかもしれません。

あなたが痛みに悩むようになってから、それほど長い月日が経っていないのなら、あまり心配はいりません。思い切って休みをとって治療を続けていればよくなっていきます。

何年も悩んでいた人は治らないのかというと、そんなことはありません。

私は線維筋痛症と診断されるまでに30年以上かかりました。寝たきりの状態になったこともありますが、診断がつき治療を始めたおかげで動けるようになりました。友の会を立ち上げ、2019年には別団体を設立し活動しています。

私の場合、この先、痛みがゼロになることはないかもしれません。私の脳には、あまりにも深く痛みの記憶が刻まれているからです。それでも今は、人一倍、忙しく働いています。

よくなったり、悪くなったりをくり返すのは線維筋痛症の特徴のひとつです。悪い状態が永遠に続くわけではありません。

さあ、顔を上げてください。仲間はたくさんいます。楽しく過ごせる日を取り戻していきましょう。

きんつう相談室 代表
橋本裕子

きんつう相談室URL　http://main-soudannsitu.ssl-lolipop.jp/

健康ライブラリー イラスト版

全身《ぜんしん》を激《はげ》しい痛《いた》みが襲《おそ》う
線維筋痛症《せんいきんつうしよう》がよくわかる本《ほん》

2014年7月10日 第1刷発行
2022年1月7日 第4刷発行

監修 岡 寛（おか・ひろし）
NPO法人 線維筋痛症友の会
（せんいきんつうしょうとものかい）

発行者 鈴木章一

発行所 株式会社講談社
東京都文京区音羽二丁目12-21
郵便番号 112-8001
電話番号 編集 03-5395-3560
販売 03-5395-4415
業務 03-5395-3615

印刷所 凸版印刷株式会社

製本所 株式会社若林製本工場

N.D.C. 493 98p 21cm

KODANSHA

ISBN978-4-06-259784-5

■監修者プロフィール

岡 寛（おか・ひろし）

1986年聖マリアンナ医科大学卒業。東京大学医学部物療内科医学博士。カリフォルニア大学サンディエゴ校リウマチ科フェロー、聖マリアンナ医科大学難病治療研究センター准教授、同副センター長を経て、2011年4月東京医科大学八王子医療センターリウマチ性疾患治療センター教授。2016年4月東京リウマチ・ペインクリニック（現東京八重洲クリニック）を開業。東京医科大学八王子医療センター兼任教授。線維筋痛症研究班班長（2010年）、日本線維筋痛症学会幹事兼代表事務局などを歴任している。Best Doctors in Japan™ (2012–2013) を受賞。

NPO法人 線維筋痛症友の会

2002年に設立された線維筋痛症の患者会。線維筋痛症に関する啓蒙活動を積極的に展開している。

■参考資料

日本線維筋痛症学会編『線維筋痛症診療ガイドライン 2013』（日本医事新報社）

橋本裕子著『そうまでして生きるわけ 線維筋痛症だからといって、絶望はしない』（佐久書房）

岡 寛監修『もっと知りたい 線維筋痛症』（NPO法人 線維筋痛症友の会）

『FM白書 2011―線維筋痛症患者実態調査からわかること―』（NPO法人 線維筋痛症友の会）

『線維筋痛症友の会会報 2013年秋号』（NPO法人 線維筋痛症友の会）

『慢性痛患者のためのセルフケアガイドブック』（厚生労働省科学研究費地域医療基盤開発推進研究事業）

水島広子著『「怒り」がスーッと消える本―「対人関係療法」の精神科医が教える』（大和出版）

●編集協力 オフィス201 柳井亜紀
●カバーデザイン 松本 桂
●カバーイラスト 長谷川貴子
●本文デザイン 勝木雄二
●本文イラスト さとう久美 千田和幸